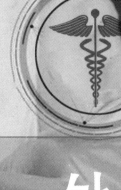
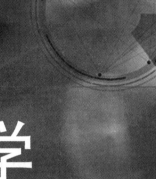

DIGITAL 全国"十三五"应用型人才创新教育数字化教材

Surgery Training

外科学
实训教程

主　编　段启龙

副主编　刘晓菲　刘　静　范晓飞

U0322011

西安交通大学出版社
XI'AN JIAOTONG UNIVERSITY PRESS

图书在版编目(CIP)数据

外科学实训教程/段启龙主编. —西安:西安交通
大学出版社,2017.3
ISBN 978 - 7 - 5605 - 9348 - 7

Ⅰ.①外…　Ⅱ.①段…　Ⅲ.①外科学-教材
Ⅳ.①R6

中国版本图书馆 CIP 数据核字(2017)第 006970 号

书　　名	外科学实训教程
主　　编	段启龙
责任编辑	张沛烨

出版发行	西安交通大学出版社
	(西安市兴庆南路 10 号　邮政编码 710049)
网　　址	http://www.xjtupress.com
电　　话	(029)82668357　82667874(发行中心)
	(029)82668315(总编办)
传　　真	(029)82668280
印　　刷	陕西奇彩印务有限责任公司

开　　本	787mm×1092mm　1/16　**印张** 12.75　**字数** 305 千字
版次印次	2017 年 3 月第 1 版　　2017 年 3 月第 1 次印刷
书　　号	ISBN 978 - 7 - 5605 - 9348 - 7
定　　价	49.50 元

读者购书、书店添货、如发现印装质量问题,请与本社发行中心联系、调换。
订购热线:(029)82665248　(029)82665249
投稿热线:(029)82668805
读者信箱:medpress@126.com

《外科学实训教程》编委会

主　审　段启龙

主　编　段启龙

副主编　刘晓菲　刘　静　范晓飞

编　委　段启龙（山东医学高等专科学校）

　　　　刘晓菲（山东中医药大学附属医院）

　　　　刘　静（山东省新泰市人民医院）

　　　　范晓飞（山东医学高等专科学校）

　　　　李英俊（山东省新泰市人民医院）

　　　　时光喜（山东中医药大学附属医院）

　　　　崔海银（山东省交通医院）

　　　　王　宏（山东省交通医院）

　　　　孙晓璐（山东省交通医院）

　　　　吕　浩（山东中医药大学附属医院）

　　　　单江涛（山东省乳山市卫生技术培训中心）

前　言

　　《外科学实训教程》是全国高职高专创新教育"十三五"规划教材之一,此教材的编写目的是帮助学生系统、规范的掌握外科基本操作技能,培养和建立外科学诊断思维,掌握外科学问诊、查体和基本技能检查等操作,以及临床疾病的诊断及鉴别诊断、治疗措施、手术操作等。

　　本着实用、够用原则,本书设计两个部分,分为外科基本操作部分和外科病例分析部分,共五十个实训项目,每一实训基本包括实训目标、实训方法、实训用物、实训内容、注意事项、实训作业、知识拓展等板块,条理清晰,使学生易于学习、操作及掌握。在案例分析中,结合PBL教学及标准化病人更好的模拟病房场景,让学生体验病房诊疗的过程。

　　本书除在内容上与临床情节贴近外,还在教材的表现形式上进行了革新。即在传统教材的基础上,采用立体互动式数字化教学,充分发挥"互联网＋教学"的优势。学生可以通过电脑、手机等应用端,在课上课下随时观看电子教材、教学要点或操作演示。将抽象的文字形象化、具体化、立体化,大大方便了学生对知识的掌握和应用,实现传统教学与现代教学相融合。

　　本教材的编写及顺利出版,浸透着许多人的汗水。感谢各位参编者的尽心尽责,感谢我的学生在视频拍摄及图片上给予的帮助,感谢山东医学高等专科学校、山东省交通医院及系部岳淑英主任和同事们给予的支持。在此向所有关心、支持本教材的人们一并表示最真诚的谢意。

　　但是,由于水平有限、时间仓促,编写中纰误疏漏在所难免,恳请专家、同道和师生们批评指正,以便再版时修改、完善。

编　者

2017年2月

目 录 CONTENTS

第一部分 外科操作技术

第二部分　外科病例分析

第一部分

外科操作技术

第一章 无菌术

实训一 外科刷手

【实训目标】

1. 掌握刷手的目的。
2. 掌握刷手的方法、步骤。
3. 掌握刷手的注意事项。

【实训方法】

1. 教师对刷手步骤及注意事项进行讲解。
2. 教师进行刷手操作的实训演示。
3. 每两名学生为 1 组，按教师规定的实训步骤进行操作，由一名学生主操，另一名学生配合并注意观察主操者的动作是否规范。
4. 结束后按照实训报告书写的格式及内容，将实训的内容和结果及心得体会进行如实记录。

【实训准备】

外科刷手间、毛刷、肥皂水、消毒液、无菌小毛巾、洗手衣裤、口罩、帽子等。

【实训内容】

一、引言

外科刷手的目的是去除手和手臂皮肤上的暂存菌及部分常存菌，防止术后感染。虽然手臂消毒的方法很多，但洗手消毒的步骤基本相同，即先清洗自手指到肘上 10 cm 的皮肤，使表面（包括指甲缘）清洁无污；其次，擦干皮肤以免影响消毒剂的效能；然后，用消毒剂涂擦（或浸泡）使之形成一层灭菌屏障。

二、刷手的基本操作

（一）刷手前准备

（1）剪短指甲，剔除甲缝污垢，摘除个人佩戴的饰品。

（2）穿洗手衣裤，上衣下摆塞进裤腰，袖管卷至肘上 10 cm 以上。正确佩戴帽子、口罩（帽子遮住全部头发，口罩遮住口鼻）。

（二）刷手步骤

1. 肥皂刷洗酒精浸泡法

肥皂刷洗酒精浸泡法目前已不常用，分两个步骤。

第一步，主要是刷洗，参加手术人员先用肥皂和水清洗手、臂及肘部，可初步除去油垢皮脂；继而用无菌毛刷蘸上消毒肥皂液，刷洗手、前臂及上臂，流水冲净；如此反复 3 遍，时间约 10 分钟。然后用灭菌巾依次由手部向上臂擦干。

第二步，用 70% 酒精液浸泡 5 分钟，进一步脱脂，可使皮肤细菌数减少到 2%。泡手完毕后，手要保持拱手姿势，待酒精自行挥发。

肥皂刷洗酒精浸泡法的刷手操作要点如下。

（1）用肥皂清洗手、臂及肘部，流水冲净。

（2）取第一把无菌洗手刷，蘸灭菌肥皂液洗刷两手及手臂。刷洗时要均匀，不得漏刷，动作稍快，并适当用力（刷法见洗必泰制剂手臂消毒法）。

（3）用流水冲净肥皂液（水龙头开关应为长柄，以便洗手者用头部自行控制，或设脚踏开关或电感应开关控制水流）。将双手抬高，手指朝上肘朝下，从手指冲向肘部。注意肘部的水不可逆流至手部，注意勿在肘后部皮肤上遗留肥皂泡沫。

（4）取第二把无菌洗手刷刷洗，方法同前，如此反复刷洗 3 遍共约 10 分钟。

（5）取无菌毛巾擦干手及手臂。用无菌毛巾一块擦干双手后对折成三角形，放置于腕部并使三角形的底边朝近端，另一手抓住下垂两角拉紧、旋转、逐渐向近端移动至肘上 10 cm；再取另外一块无菌毛巾，用同样的方法擦干另一手及手臂。擦干的目的是避免将水带入泡手桶中使酒精浓度稀释而降低消毒效果。

（6）双手伸入盛有 70% 酒精的泡手桶中浸泡 5 分钟。浸泡时要淹没肘上 6 cm，手指分开，用泡手桶内的纱布（或小毛巾）揉擦双手及前臂，使药液充分发挥作用。浸泡完毕后，举起双手臂，使酒精沿肘流入泡手桶中（注意伸入和离开桶时，手或手指不要碰到桶边）。浸泡后的手臂应待其自干，或用酒精桶内的纱布（或小毛巾）轻轻蘸干。

（7）洗手消毒完毕后，保持拱手姿势。双手远离胸部 30 cm 以外，向上不能高于肩部，向下不能低于剑突，手臂不能下垂。进入手术间时用背部推开门或用感应门，手臂不可触及未消毒物品，否则需重新浸泡消毒。

2. 洗必泰制剂（灭菌王）手臂消毒法

洗必泰制剂手臂消毒法是国内常用的一种方法，其制剂有灭菌王、术必泰等，内含 1.5%～1.8% 不等的洗必泰（氯苯双胍己烷）。本品禁忌与肥皂、甲醛、红

外科洗手法

汞硝酸银合用。

洗必泰制剂(灭菌王)手臂消毒法的操作要点如下。

(1)初步洗手:用肥皂液或洗手液初洗至肘上 10 cm,冲净肥皂液(从指尖向下冲水,肘关节最低),清洗至少两遍。

(2)刷手:用无菌刷蘸灭菌王 3～5 mL 刷手,洗刷部位分为双手和双腕,前臂,双肘和肘上 10 cm 范围三段,左右交替进行。

第一段:右手持刷,先刷左手。左手五指相聚刷指尖;再从大拇指桡侧,依次刷向小指,其中指蹼、指关节处顺皮肤纹理刷;刷不离开左手,将左手翻转,手心向上,依次从小指刷向拇指桡侧,要求超过腕横纹。同法刷右手。

第二段:刷毕右手后,不用换手,再刷右前臂。自前臂远侧依次向上,从右前臂桡侧刷向尺侧后翻转,肘关节处顺应皮肤纹理刷。同法刷左前臂。

第三段:肘关节处重复刷,从左上臂远侧依次向上,至肘上 10 cm。同法刷右上臂。

(3)弃手刷于指定容器内。

(4)冲洗:指尖向上,肘部最低位,按照由指尖至肘部、由肘上至肘部的顺序流水冲洗干净,不得搓洗。

(5)换无菌刷,同法进行第 2、3 遍刷洗,共约 10 分钟。

(6)擦手:每侧用一块无菌小毛巾从指尖至肘上擦干。从身体内侧捏擦手巾一角,向外轻弃于容器内。

(7)涂擦消毒液:取吸足灭菌王的纱布球涂擦手和手臂,待自然干燥即可形成灭菌屏障。

3. 免刷式外科洗手法

免刷式外科洗手法是用手直接取含酒精的外科洗手消毒液原液来进行手消毒,不需要棉球和手刷,时间少于传统洗手方法所需的时间,一般揉搓 2～6 分钟。

外科洗手时用毛刷刷手存在了很大的争议,大量的研究证明:频繁刷手可导致皮肤干燥并暴露皮肤深层菌群,反而促进微生物大量聚集繁殖,导致从手部脱落的微生物数量增加从而传播更多的细菌。目前,用复合型含乙醇的无水洗手液揉搓消毒方法(免刷式外科洗手)已广泛应用于临床。免刷式外科洗手法使用的洗手液必须是经国家卫生部认证的免刷式外科洗手液,其主要成分为葡萄糖酸盐(氯己定,CHG)和乙醇,由于免刷式外科洗手法使用的手消毒液都含有乙醇,因此,使用的过程中必须保持密闭状态,才可以保证其有效浓度达到外科洗手效果。由于揉搓不能将甲缝中含有的微生物去除掉,因此手术人员的指甲必须短、干净,在洗手前必须严格执行用一次性的指甲清洁器在流动水下将甲缝清洁干净,其目的是清除甲缝中的污垢和部分暂存菌。

免刷式外科洗手法的操作要点如下。

(1)卫生洗手:卫生洗手的时间不少于 2 分钟。取 3～5 mL 皂液均匀涂抹双手。掌心相对揉搓,至少来回 15 次。掌心对手背,手指交叉揉搓,至少来回 15 次,交换进行。手指交叉,掌心相对揉搓,至少来回 15 次。弯曲手指关节,在掌心揉搓,洗净手背指关节和手背指缝处,至少来回 15 次,交换进行。拇指在掌心中揉搓,至少来回 15 次,交换进行。指尖在掌心搓搓,至少来回 15 次,交换进行。搓搓手腕,至少来回 15 次,交换进行。搓搓整个前臂,两侧在同一平面交替下降不得回搓。搓搓上臂下 1/3,两侧在同一平面交替下降不得回搓。指尖朝上,肘部放低,流动水彻底冲洗。

（2）干手：用无菌布巾按上法擦干双手、手臂。

（3）手消毒。

第一次取手消毒液：取免洗外科手消毒液 3～5 mL 在右掌心，将左手的指尖（整个指甲部）倾于消毒液中在掌心内揉搓 5 秒。用剩余的手消毒液均匀涂抹整个左手并逐步向上直至上臂下 1/3，不可回擦，至消毒液完全蒸发干。时间不少于 60 秒。

第二次取手消毒液：取免洗外科手消毒液 3～5 mL 在左掌心，将右手的指尖（整个指甲部）倾于消毒液中在掌心内揉搓 5 秒。用剩余的手消毒液均匀涂抹整个右手并逐步向上直至上臂下 1/3，不可回擦，至消毒液完全蒸发干。时间不少于 60 秒。

第三次取手消毒液：取免洗外科手消毒液 3～5 mL 在掌心中，涂抹至双手的每个部位，按七步洗手法搓洗手部至腕关节。认真搓揉直至消毒液干燥，时间不少于 60 秒。

消毒后双手置于胸前、手臂不得下垂、肘部稍外展，远离自己身体，立即进入手术间。

【知识拓展】

1. 络合碘手臂消毒法

络合碘又称 PVP-碘（聚乙烯吡咯酮-碘），是聚乙烯吡咯酮与碘的复合物，它能克服碘酊对皮肤的强烈刺激而又具有碘的强烈杀菌作用，是一种广谱杀菌力强的抗微生物制剂。

络合碘手臂消毒法的操作要点如下。

（1）用肥皂液刷洗双手、前臂至肘上 10 cm 约 3 分钟，流水冲净。

（2）用无菌巾擦干后，取浸透 0.5% PVP-碘的纱布，涂擦手臂，稍干后穿手术衣、戴手套。

2. 连台手术洗手法

（1）如果无菌性手术完毕，需连续施行另一台手术时，若手套未破，可不用重新刷手，仅需 70% 酒精浸泡 5 分钟，或取消毒液 3～5 mL 涂擦双手及手臂，即可穿无菌手术衣，戴无菌手套。

（2）如双手已被污染，或前一次手术为污染手术，则需按洗手法重新洗手、消毒手臂。

3. 急诊手术洗手法

急诊手术洗手法非危急情况不得采用。①戴双层手套法：可用 1% 结合碘涂抹双手及前臂，代替刷手。②消毒液涂擦法：可用 1% 络合碘涂抹双手及前臂，代替刷手。

【注意事项】

（1）刷手时应特别注意甲缘、甲沟、指蹼、大拇指内侧、手掌纹、前臂尺侧及皮肤皱折等处的重点刷洗。

（2）冲洗时应始终保持手朝上、肘朝下的姿势，防止水从肘部以上流向前臂及手。

（3）普通肥皂液的阴离子可降低洗必泰类的杀菌效能，所以用前应先将肥皂液彻底冲净。

（4）擦干时注意不能返擦，如擦过肘部的毛巾不可再擦前臂；抓巾的手也不可接触毛巾用过的部分。

（5）经消毒液浸泡后或涂擦后的手臂，应待其自干，不要用干无菌巾擦拭。使其在皮肤上形成一薄膜，以增加灭菌效果。

(6)洗手消毒完毕后,手要保持拱手姿势,远离胸部 30 cm 以外。

(7)手臂皮肤经化学消毒后,细菌数目大大减少,但仍不能认为绝对无菌,在未戴无菌手套以前,不可直接接触已灭菌的手术器械等物品。

【实训作业】

1.学生进行分组练习。

2.熟记操作步骤及注意事项。

【医考真题】

第二站 操作:肥皂水刷手。

实训二　穿脱无菌手术衣和戴无菌手套

【实训目标】

1.掌握穿无菌手术衣、戴无菌手套的目的。

2.掌握穿无菌手术衣、戴无菌手套的方法、步骤。

3.掌握穿无菌手术衣、戴无菌手套的注意事项。

【实训方法】

1.教师对穿脱无菌手术衣和戴无菌手套的步骤及注意事项进行讲解。

2.教师对操作步骤进行实训演示。

3.每两名学生为一组,按教师规定的操作步骤进行演练,由一名学生主操,另一名学生扮演巡回护士并注意观察主操者的动作是否规范。

4.结束后按照实训报告书写的格式及内容,将实训的内容和结果及心得体会进行如实记录。

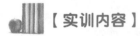【实训准备】

实训室、无菌手术衣、无菌手套等。

【实训内容】

一、引言

所有的手术都必须用手来完成,因此手术过程中要确保手的无菌。任何一种洗手方法,都不能完全消灭皮肤深层的细菌,这些细菌在手术过程中会逐渐移行到皮肤表面并迅速生长繁殖,故洗手之后必须穿上无菌手术衣,戴上无菌手套,方可进行手术。

二、穿脱无菌手术衣和戴无菌手套的操作

(一)穿无菌手术衣

1. 传统后开襟手术衣穿法

穿手术衣

(1)术者手臂消毒后,取出手术衣(手不得触及下面的手术衣),站立于较宽敞地方,远离胸前及手术台和其他人员,认清手术衣无菌面,双手提起衣领两端,抖开手术衣,反面朝向自己。

(2)将手术衣向空中轻抛,两手臂顺势插入袖内,并略向前伸。

(3)由巡回护士在身后协助拉开衣领两角并系好背部衣带,穿衣者将手向前伸出衣袖。

(4)穿上手术衣后,稍弯腰,使腰带悬空(避免手指触及手术衣),两手交叉提起腰带中段(腰带不交叉),将手术衣带递给巡回护士。

(5)巡回护士从背后系好腰带(避免接触穿衣者的手指)。

2. 全遮盖式手术衣穿法

(1)术者取手术衣,双手提起衣领两端向前上方抖开,双手插入衣袖中。

(2)双手前伸,伸出衣袖,巡回护士从身后协助提拉并系好衣带。

(3)戴好无菌手套。

(4)提起腰带,由器械护士接取或由巡回护士用无菌持物钳接取。

(5)将腰带由术者身后绕到前面。

(6)术者将腰带系于腰部前方,带子要保持无菌,使手术者背侧全部由无菌手术衣遮盖。

(二)戴无菌手套

目前,多数医院使用经高压蒸汽灭菌的干手套或一次性无菌干手套,已不使用消毒液浸泡的湿手套。戴干手套的操作方法如下。

戴手套

(1)若为经高压蒸汽灭菌的干手套,取出手套夹内无菌滑石粉包,轻轻敷擦双手,使之干燥光滑。

(2)提起手套腕部翻折处,将手套取出,使手套两拇指掌心相对,先将一手插入手套内,对准手套内五指轻轻戴上。注意未戴手套的手指勿触及手套外面。

(3)用已戴好手套的手指插入另一手套的翻折部里面,协助未戴手套的手插入手套内,将手套轻轻戴上。注意已戴手套的手勿触及手套内面。

(4)将手套翻折部翻回,盖住手术衣袖口。

(5)用无菌盐水将手套上的滑石粉冲洗干净。

(三)脱无菌手术衣、无菌手套的方法

1. 脱手术衣法

(1)他人帮助脱衣法:自己双手抱肘,由巡回护士将手术衣肩部向肘部翻转,然后再向手的方向扯脱,如此则手套的腕部就随着翻转于手上。

(2)个人脱手术衣法:左手抓住手术衣右肩,自上拉下,使衣袖翻向外。如法拉下左肩手术

衣。脱下全部手术衣,使衣里外翻,保护手臂及洗手衣裤不被手术衣外面所污染,将脱下的手术衣置于污衣袋中。

2.脱手套法

(1)手套对手套法脱下第一只手套:先用戴手套的手提取另一只手的手套外面脱下手套,不触及皮肤。

(2)皮肤对皮肤法脱下第二只手套:用已脱手套的拇指伸入另一只戴手套的手掌部以下,并用其他各指协助,提起手套翻转脱下,手部皮肤不接触手套的外面。

亦可用右手插入左手手套翻折部(左手套的外面),将左手手套脱至手掌部;再以左手拇指插入右手手套的翻折部(右手套的内面)脱去右手手套;最后用右手指在左手掌部(左手套的内面)推下左手手套。脱第一只手套时勿将手套全部脱去,留住部分以帮助脱另一只手套。注意脱手套时手套外面不能接触皮肤。

【知识拓展】

戴湿手套法

(1)手消毒后,趁湿戴手套,先戴手套,后穿手术衣。

(2)从盛手套的盆内取湿手套一双,盛水于手套内。

(3)左手伸入手套后,稍抬高左手,让积水顺腕部流出戴好。然后左手伸入右手套反折部之外圈戴右手套,抬起右手,使积水顺腕部流出(先戴右侧手套亦可)。

(4)手术衣和手套都是灭菌物品,而手术人员的手臂则是消毒水平。在操作时要切实保护好手术衣外面和手套外面的"灭菌水平",消毒水平的手臂不能与之接触。

【注意事项】

(1)穿无菌手术衣时,需在手术间找一空间稍大的地方,以免被污染。

(2)穿上无菌手术衣、戴上无菌手套后,肩部以下、腰部以上、腋前线前、双上肢为无菌区。此时,手术人员的双手不可在此无菌范围之外摆动,穿好手术衣以后手应举在胸前。

(3)未戴手套的手,不可接触手套外面;已戴无菌手套的手,不可接触未戴手套的手臂和非无菌物;戴好无菌手套后,用无菌盐水冲净手套外面的滑石粉以免落入伤口;术中无菌手套如有破损或污染,应立即更换。

(4)手术衣和手套都是灭菌物品,而手术人员手臂则是消毒水平。在操作时要严格按规程进行,其操作原则是消毒水平的手臂不能接触到灭菌水平的衣面和手套面,要切实保护好手术衣和手套的"灭菌水平"。

【实训作业】

1.学生进行分组练习。

2.熟记操作步骤及注意事项。

【医考真题】

第二站 操作:穿脱手术衣和手套。

实训三　手术区皮肤的消毒

【实训目标】

1. 掌握手术区皮肤消毒的方法、步骤。
2. 掌握手术区皮肤消毒的范围。
3. 掌握手术区皮肤消毒的注意事项。

【实训方法】

1.教师对消毒步骤及注意事项进行讲解。

2.教师进行消毒操作的实训演示。

3.每两名学生为一组，按教师规定的实训步骤利用模拟人进行操作，由一名学生主操，另一名学生配合并注意观察主操者的动作是否规范。

4.结束后按照实训报告书写的格式及内容，将实训的内容和结果及心得体会进行如实记录。

【实训准备】

实训室、模拟人、碘酊、酒精、碘伏、卵圆钳、无菌棉球等。

【实训内容】

一、引言

凡是接受手术者，手术区域的皮肤或者黏膜必须先进行消毒，其消毒范围应包括手术切口周围 15 cm 左右的区域，这样既有利于手术切口的延长，又有利于避免手术中布巾移动造成伤口的污染。

二、消毒原则

清洁刀口皮肤消毒应从手术区中心部开始向周围涂擦。感染伤口或肛门、会阴部的消毒，应从手术区外周清洁部向感染伤口或肛门、会阴部涂擦。

三、消毒步骤

(1)检查消毒区皮肤清洁情况。

(2)手臂消毒后(不戴手套)，用卵圆钳持纱球(1 个纱球蘸 3%碘酊，两个纱球蘸 70%酒精)。

消毒

(3)先用 3%碘酊纱球涂擦手术区皮肤，待干后，再用 70%酒精纱球涂擦两遍脱净碘酊。或用碘伏直接涂擦皮肤两次，不用脱碘即可。

四、消毒方式

小手术区可采用环形或螺旋形方式消毒,大手术区采用平行形或叠瓦形的消毒方式。

五、消毒剂选择

消毒剂应根据患者年龄、手术部位等情况选择。

(1)婴儿、会阴部、面部等处手术区皮肤消毒:用0.3%、0.5%或0.75%碘伏消毒。

(2)颅脑外科、骨外科、心胸外科手术区皮肤消毒:用3%～4%碘酊消毒,待干后,用70%酒精脱碘。

(3)普通外科手术区皮肤消毒:用3%～4%碘酊消毒,待干后,用70%酒精脱碘。或用1%(有效碘)碘伏消毒2遍,无需脱碘。

(4)会阴部手术区消毒:会阴部皮肤黏膜用1%碘伏消毒2遍。

(5)五官科手术区消毒:面部皮肤用70%酒精消毒2遍;口腔黏膜、鼻部黏膜用0.5%碘伏消毒。

(6)植皮术对供皮区的皮肤消毒:用70%酒精涂擦2～3遍。

(7)皮肤受损沾染者的消毒:烧伤清创和新鲜创伤的清创,用无菌生理盐水反复冲洗,至创面基本上清洁时拭干。烧伤创面按其深度处理。创伤的外周皮肤按常规消毒,伤口内用3%双氧水和1∶10碘伏浸泡消毒,创伤较重者在缝合伤口前还需重新消毒铺巾。

六、手术区皮肤消毒范围

(1)四肢手术皮肤消毒范围:周圈消毒,上下各超过一个关节(图1-1-3-1)。

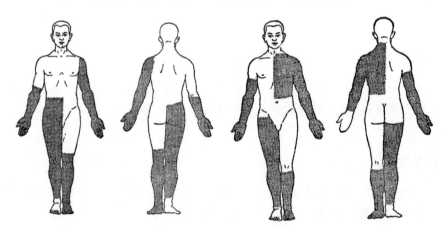

图1-1-3-1 四肢手术消毒范围

(2)口、唇部手术皮肤消毒范围:面唇、颈及上胸部。

(3)头部手术皮肤消毒范围:头及前额(图1-1-3-2)。

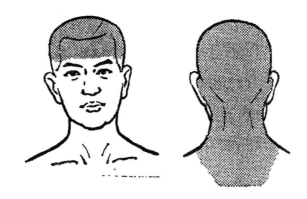

图1-1-3-2　颅脑手术消毒范围

（4）锁骨部手术皮肤消毒范围：上至颈部上缘，下至上臂上1/3处和乳头上缘，两侧过腋中线。

（5）颈部手术皮肤消毒范围：上至下唇，下至乳头，两侧至斜方肌前缘（图1-1-3-3）。

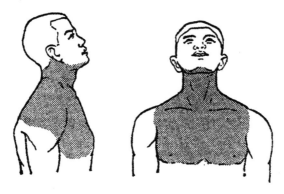

图1-1-3-3　颈部手术消毒范围

（6）乳腺根治手术皮肤消毒范围：前至对侧锁骨中线，后至腋后线，上过锁骨及上臂，下过肚脐平行线。

（7）胸部手术皮肤消毒范围：（侧卧位）前后过正中线，上至锁骨及上臂1/3处，下过肋缘（图1-1-3-4）。

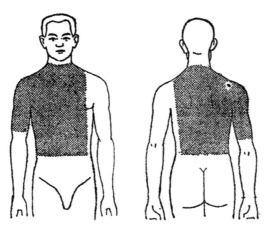

图1-1-3-4　胸部手术消毒范围

（8）下腹部手术皮肤消毒范围：上至剑突、下至大腿上1/3,两侧至腋中线。

（9）上腹部手术皮肤消毒范围：上至乳头、下至耻骨联合,两侧至腋中线(图1-1-3-5)。

（10）颈椎手术皮肤消毒范围：上至颅顶,下至两腋窝连线。

（11）胸椎手术皮肤消毒范围：上至肩,下至髂嵴连线,两侧至腋中线。

（12）腹股沟及阴囊部手术皮肤消毒范围：上至肚脐线,下至大腿上1/3,两侧至腋中线(图1-1-3-6)。

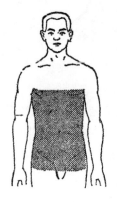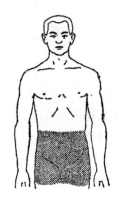

图1-1-3-5　腹部手术消毒范围　　　图1-1-3-6　腹股沟及阴囊部手术消毒范围

（13）肾脏手术皮肤消毒范围：前后过正中线,上至腋窝,下至腹股沟(图1-1-3-7)。

（14）腰椎手术皮肤消毒范围：上至两腋窝连线,下过臀部,两侧至腋中线。

（15）会阴部手术皮肤消毒范围：耻骨联合、肛门周围及臀,大腿上1/3内侧(图1-1-3-8)。

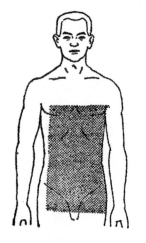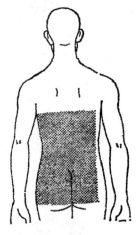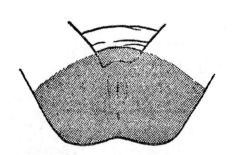

图1-1-3-7　（左）肾脏手术消毒范围　　　图1-1-3-8　会阴部手术消毒范围

【知识拓展】

碘　伏

碘伏是单质碘与聚乙烯吡咯烷酮(Povidone)的不定型结合物。聚乙烯吡咯烷酮可溶解分散9%～12%的碘,此时呈现紫黑色液体,但医用碘伏通常浓度较低(1%或以下),呈现浅棕色。

碘伏为中效消毒剂,能杀灭细菌繁殖体、结核杆菌及真菌和病毒,但不能杀灭细菌芽孢。在医疗上用作杀菌消毒剂,可用于皮肤、黏膜的消毒以及处理烫伤;也可用于手术前皮肤的消毒、各种注射部位皮肤的消毒、器械浸泡消毒以及阴道手术前消毒等。它常用的消毒方法有浸泡、擦拭、冲洗等方法。其优点是中效、速效、低毒、对皮肤无刺激、黄染较轻;易溶于水,兼有消毒、洗净两种作用;使用方便,可以消毒、脱碘一次完成,无需乙醇脱碘。缺点是受有机物影响大,对铝、铜、碳钢等二价金属有腐蚀性。

【注意事项】

(1)面部、口唇和会阴部黏膜及阴囊等处,不能耐受碘酊的刺激,宜用刺激性小的碘伏溶液来代替。

(2)涂擦各种消毒液时,应稍用力,以便增加消毒液渗透力。已接触消毒范围边缘或污染部位的消毒纱布,不能再返擦清洁处。

(3)消毒腹部皮肤时,可先在脐窝中滴数滴消毒液,待皮肤消毒完毕后再擦净。如使用碘酊,则脱碘必须干净,否则会对皮肤造成损伤。

(4)消毒时操作者双手勿与患者皮肤或其他未消毒物品接触,消毒用钳用毕不可放回手术器械桌。

【实训作业】

1.学生进行分组练习。

2.熟记消毒步骤及注意事项。

【医考真题】

男,35 岁。拟行背部皮脂腺囊肿切除术。手术区皮肤消毒范围包括手术切口周围(　　　)

A. 25cm 的区域

B. 20cm 的区域

C. 10cm 的区域

D. 30cm 的区域

E. 15cm 的区域

实训四　铺无菌巾单

【实训目标】

1.掌握铺无菌巾单的目的。

2.掌握铺无菌巾单的方法、步骤。

3.掌握铺无菌单的注意事项。

【实训方法】

1.教师对铺无菌巾单步骤及注意事项进行讲解。

2. 教师进行操作的实训演示。

3. 每两名学生为一组,按教师规定的实验步骤利用模拟人进行操作,由一名学生主操,另一名学生配合并注意观察主操者动作是否规范。

4. 结束后按照实训报告书写的格式及内容,将实训的内容和结果及心得体会进行如实记录。

【实训准备】

实训室、巾钳、无菌巾、模拟人、手术台等。

【实训内容】

一、引言

铺单的目的是除显露手术切口所必需的最小皮肤区之外,遮盖手术患者其他部位,使手术周围环境成为一个较大范围的无菌区域,以避免和尽量减少手术中的污染。手术区皮肤消毒后,即开始铺盖灭菌敷料。一般铺巾法能起一定的伤口隔离作用,但纺织物有透水性,较易通过细菌;巾与皮肤之间有一定的缝隙;反复使用巾钳固定,也会使手术巾有许多小孔。上述三点都会使伤口与周围皮肤不能严密隔离,影响无菌效果。

二、铺单原则

铺单时,既要避免手术切口暴露太小,又要尽量少的使切口周围皮肤显露在外。手术区周围一般应有六层无菌巾遮盖,其外周至少有两层;小手术仅铺无菌孔巾一块即可。

三、铺单顺序

铺四块治疗巾时通常先铺操作者的对面,或铺相对不洁区(如:会阴部、下腹部和头部),最后铺靠近操作者的一侧(如腹部手术,铺盖顺序为先下方、对侧,后上方、本侧或先下方、上方,后对侧、本侧)。再在上方、下方各铺一中单,最后铺大无菌单。

四、铺单范围

头端要铺盖过患者头部和麻醉架,两侧及足端应下垂超过手术台边缘 30 cm。

五、铺单方法

(1)小单(无菌治疗巾):铺单者(第一助手)站在患者的右侧,确定切口后,先铺四块小单于切口四周(近切口侧的治疗巾反折 1/4,反折部朝下)。器械

铺无菌巾单

护士按顺序传递小单,铺单者将第 1 块小单覆盖手术野下方(或对侧),然后按顺序铺置于手术野上方、对侧和同侧。4 块小单交叉铺于手术野后,巾钳固定。

(2)中单:铺单者和器械护士二人分别站在手术床两侧。由器械护士传递中单,二人协同在切口上方、下方铺置中单,头侧超过麻醉架,足侧超过手术台。铺完中单后,铺单者应再用消毒剂涂擦手臂穿灭菌手术衣、戴灭菌手套,然后铺盖大单。

(3)大单:将开口对准切口部位,短端向头部、长端向下肢,并将其展开。铺盖时和其他助手一起,寻找到上、下两角。先展开铺上端,盖住患者头部和麻醉架,按住上部,再展开铺下端,盖住器械托盘和患者足端,两侧及足端应下垂超过手术床缘30 cm以下。

铺中、大单时,要手握单角向内卷遮住手背,以防手碰到周围有菌物品而被污染。

【知识拓展】

一次性铺单

相对于一般的传统铺单,当前越来越多地采用一次性手术铺单,手术铺单的设计理念和生产工艺应符合手术中的实际需求,以便更有效地保护患者和医务人员。其主要具有有阻水性佳(阻水性无纺布)、吸水性佳(吸水性无纺布)、高静水压、柔韧度好、落絮少、胶贴无过敏性、抗静电、抗酒精、抗血浆、抗油污等优点。

【注意事项】

(1)铺单时,双手只接触手术单的边角部,避免接触手术切口周围的无菌手术单部分。铺无菌单时如被污染应当即更换。

(2)无菌巾铺下后,不可随意移动,如位置不准确,只能由手术区向外移,而不能向内移。

(3)手术野四周及托盘上的无菌单为4～6层,手术野以外为两层以上。

(4)最外一层无菌单或皮管、电灼线等不得用巾钳固定,以防钳子移动造成污染,可用组织钳固定。

(5)为了避免第一助手置放剖腹大单时因寻找单角而接触切口周围的手术单部分,第一助手在铺完小手术单后可即离去,置放大手术单一般由手术者或其他助手穿戴好无菌手术衣和手套后进行。

【实训作业】

1.学生进行分组练习。

2.熟记铺单步骤及注意事项。

第二章 外科基本操作

实训一 外科器械识别及应用

【实训目标】

1.掌握外科常用手术器械的结构特点和基本性能。
2.掌握外科常用手术器械的正确使用方法。
3.熟悉几种特殊器械的结构特点、基本性能和使用方法。
4.了解外科常用的手术器械。

【实训方法】

1.教师集中讲解,示范操作。
2.学生分组练习,教师分别辅导。

【实训准备】

圆刀、尖刀、解剖刀及刀柄、持针器、齿镊、平镊,组织剪、线剪、拆线剪、血管钳、卵圆钳、巾钳、组织钳、直角钳。

【实训内容】

一、引言

施行手术除依赖于手术医生熟练的操作外,还必须借助手术器械。手术器械是手术医生手的延伸。熟练掌握各种手术器械的结构特点和基本性能,正确、灵活地使用,是一名手术医生的基本要求。手术中通用的器械即为外科常用手术器械,其根据结构特点不同而分为许多种类型和型号。

二、外科常用手术器械

(一)手术刀

1.组成及作用

手术刀一般用于切开和剥离组织,目前已有同时具备止血功能的手术刀,用于实质性脏器或手术创面较大、需反复止血的手术刀。如各种电刀、激光刀、微波刀、等离子手术刀等,但这些刀具多需一套完整的设备。另外还有一次性使用的手术刀,可防止院内感染。此处以普通手术刀为例说明其使用情况。

常用的手术刀是一种可以装拆刀片的手术刀,分刀片和刀柄两部分,用时将刀片安装在刀柄上。刀片常用型号为20~24号大刀片,适用于大创口切割;9~17号属于小刀片,适用于眼科及耳鼻喉科。刀片又根据刀刃的形状分为圆刀、弯刀、球头刀及三角刀。刀柄根据长短及大小分型号,其末端刻有号码,一把刀柄可以安装几种不同型号的刀片。安装刀片时应用持针钳夹持刀片安装,以避免割伤手指。

各种手术刀片及手术刀柄如图1-2-1-1所示。

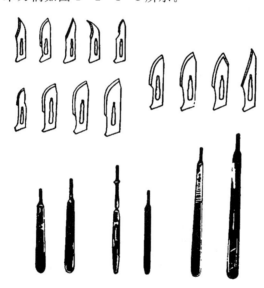

图1-2-1-1 各型号手术刀

表1-2-1 手术刀型号、刀柄、刀片用途表

型号	长度	惯称	安装刀片	用途
3	125	小号刀柄	小刀片(20号以下)	浅小部割切
4	140	普通刀柄	中大号刀片(20号以上)	浅部割切
7	160	细长刀柄	小刀片	深部割切
3L*	200	长3号刀柄	小刀片	深部割切
4L*	220	长4号刀柄	小刀片	换部割切

* :L为Long的首字,意思是长

手术刀一般用于切开和剥离组织,目前已有同时具止血功能的手术刀、用于实质性脏器或手术创面较大,需反复止血的手术,如各种电刀、激光刀、微波刀、等离子手术刀等。但这些刀具多需一套完整的设备及专业人员的操作。另外,还有一次性使用的手术刀、柄,操作方便,并可防止院内感染。此处以普通手术刀为例说明其使用情况。

2. 执刀法

正确执刀方法有以下四种。

(1)执弓式:拇指在刀柄下,示指和中指在刀柄上,腕部用力。用于较长的皮肤切口及腹直肌前鞘的切开等,如图 1-2-1-2。

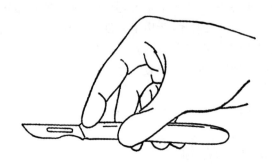

图 1-2-1-2 执弓式执刀法

(2)执笔式:主要发力点在指部,为短距离精细操作,用于解剖血管、神经、腹膜切开和短小切口等,如图 1-2-1-3。

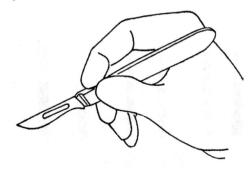

图 1-2-1-3 执笔式执刀法

(3)反挑式:刀刃向上用力挑开,多用于脓肿切开,以防损伤深层组织,如图 1-2-1-4。

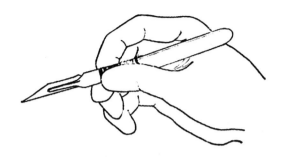

图1-2-1-4　反挑式执刀法

（4）抓持式：握持刀比较稳定，切割范围较广，用于使力较大的切开，如：截肢、肌腱切开，较长的皮肤切口等，如图1-2-1-5。

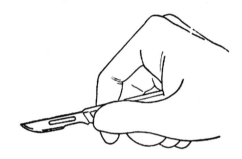

图1-2-1-5　抓持式执刀法

无论哪一种持刀方法，都应以刀刃与组织呈垂直方向切割，不能以刀尖部用力操作。执刀位置要适中，过高控制不稳，过低又妨碍视线。图1-2-1-6所示都是错误的执刀姿势。

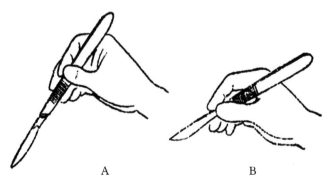

A　　　　　　　　　　B

图1-2-1-6　错误执刀法

A.执刀太高；B.执刀太低

（二）血管钳

1. 组成及作用

血管钳又称止血钳,主要用于钳夹血管或出血点。血管钳主要的区别是齿槽床,分为直、弯、直角、弧形(如肾蒂钳)等。血管钳有各种不同的外形和长度(图1-2-1-7),以适合不同的手术和部位的需要。用于血管手术的血管钳,齿槽的齿较细、较浅,弹性较好,对血管壁、血管内膜的损伤均较轻,称无损伤血管钳。

血管钳进行止血操作时其尖端应与组织垂直,夹住出血血管断端,尽量少夹附近组织(图1-2-1-8)。由于钳的前端平滑,易插入筋膜内,不易刺破血管,也供分离解剖组织用。也可用于牵引缝线、拔出缝针,或代替镊子使用,但不宜夹持皮肤、脏器及较脆弱的组织。

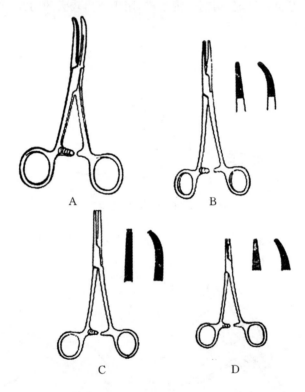

图1-2-1-7 不同类型血管钳

A. 弯血管钳,可用以夹持深部组织或内脏血管出血;B. 直血管钳,可用以夹持浅层组织出血,协助拔针等用;C. 蚊式血管钳,为细小精巧的血管钳,用于脏器、面部及整形等手术的止血,不宜做大块组织钳夹用;D. 有齿血管钳,可用以夹持较厚组织及易滑脱组织内的血管出血,如肠系膜、大网膜等,前端齿可防止滑脱,但不能用以皮下止血

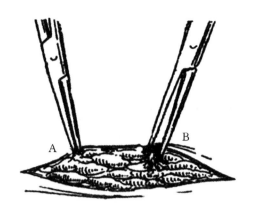

图 1-2-1-8 血管钳止血
A.正确钳夹方法;B.错误钳夹方法

2. 血管钳使用方法

血管钳使用基本同手术剪,但放开时用拇指和示指持住血管钳一个环口,中指和无名指挡住另一环口,将拇指和无名指轻轻用力对顶即可(图 1-2-1-9)。

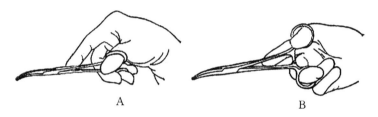

图 1-2-1-9 止血钳使用方法
A.正确执钳法;B.错误执钳法

要注意:血管钳不得夹持皮肤、肠管等,以免组织坏死。止血时只扣上一、二齿即可,要检查扣锁是否失灵,有时钳柄会自动松开,造成出血,应警惕。使用前应检查前端横形齿槽两页是否吻合,不吻合者不用,以防止血管钳夹持组织滑脱。

(三)手术剪

1. 组成及作用

手术剪有尖、钝、直、弯,长、短各种类型。根据其用途可分为组织剪、线剪及拆线剪(图 1-2-1-10)。组织剪锐利而精细,用来解剖、剪断或分离组织。通常浅部手术操作用直剪,深部手术操作用弯剪。线剪多为直剪,用来剪断缝线、敷料、引流物等。线剪与组织剪的区别在于组织剪的刃较锐薄,线剪的刃较钝厚。不能随意以组织剪代替线剪,以致损坏刀刃。拆线剪是一页钝凹,一页直尖的直剪,用于拆除缝线。

2. 手术剪使用方法

正确持剪刀法为拇指和第四指分别插入剪刀柄的两环,中指放在第四指环的剪刀柄上,示指压在轴节处起稳定和向导作用,有利操作(图 1-2-1-10)。

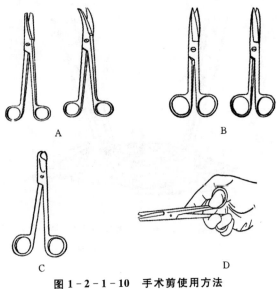

图 1-2-1-10　手术剪使用方法

A.组织剪;B.线剪;C.拆线剪;D.手术剪的使用方法

（四）常用钳类器械

1.卵圆钳

卵圆钳又叫持物钳,分为有齿纹、无齿纹两种(图 1-2-1-11)。有齿纹的主要用以夹持、传递已消毒的器械、缝线、缝针、敷料、引流管等;也用于钳夹蘸有消毒液的纱布,以消毒手术野的皮肤,或用于手术野深处拭血。无齿纹的用于夹持脏器,协助暴露。

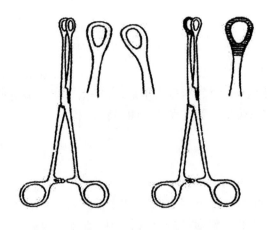

图 1-2-1-11　卵圆钳

用其取物时需注意:①正常持法头端应始终朝下,不可将其头端(即浸入消毒液内的一端)朝上,这样将消毒液流到柄端的有菌区域,放回时将污染头端;②专供夹取无菌物品,不能用于换药;③取出或放回时应将头端闭合,勿碰容器口,也不能接触器械台;④放持物钳的容器口应用塑料套遮盖。

2. 组织钳

组织钳又叫鼠齿钳(图1-2-1-12)。其对组织的压迫较血管钳轻,故一般用以夹持软组织,不易滑脱。如夹持牵引被切除的病变部位,以利于手术进行,钳夹纱布垫与切口边缘的皮下组织,避免切口内组织被污染。

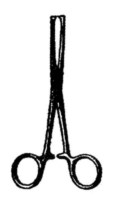

图1-2-1-12 组织钳

3. 布巾钳

布巾钳用于固定铺盖手术切口周围的手术巾(图1-2-1-13)。

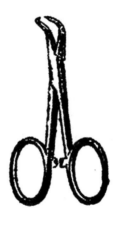

图1-2-1-13 布巾钳

4. 直角钳

直角钳用于游离和绕过主要血管、胆道等组织的后壁,如胃左动脉、胆囊管等(图1-2-1-14)。

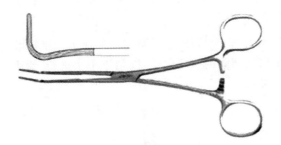

图 1-2-1-14　直角钳

(五)持针器

持针器主要应用于夹持缝针缝合各种组织,也用于器械打结。用持针器的 1/3 处夹住缝针的中、后 1/3 交界处为宜,多数情况下夹持的针尖应向左,特殊情况可向右,缝线应重叠 1/3,且将绕线重叠部分也放于针嘴内,以利于操作。

常用的执持针器方法有以下几种。

1. 掌握法

掌握法也叫一把抓或满把握,即用手掌握持针钳。钳环紧贴大鱼际肌上,拇指、中指、无名指和小指分别压在钳柄上,后三指并拢起固定作用,示指压在持针钳前部近轴节处。利用拇指及大鱼肌和掌指关节活动推展,张开持针钳柄环上的齿扣,松开齿扣及控制持针钳的张口大小来持针。合拢时,拇指及大鱼际肌与其余掌指部分对握即将扣锁住。此法缝合稳健容易改变缝合针的方向,缝合顺利,操作方便(图 1-2-1-15)。

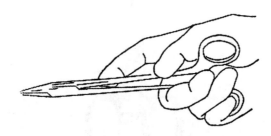

图 1-2-1-15　掌握法

2. 指套法

指套法为传统执法。拇指、无名指套入钳环内,以手指活动力量来控制持针钳的开闭,并控制其张开与合拢时的动作范围(图 1-2-1-16)。用中指套入钳环内的执钳法,因距支点远而稳定性差,是错误的执法。

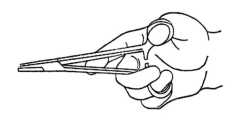

图1-2-1-16　指套法

3. 掌指法

掌指法是指拇指套入钳环内，示指压在钳的前半部做支撑引导，其余三指压钳环固定于掌中（图1-2-1-17）。拇指可以上下开闭活动，控制持针钳的张开与合拢。

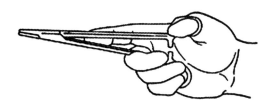

图1-2-1-17　掌指法

【知识拓展】

等离子刀

等离子刀是一种新型外科工具，以一条细小的高温喷气对着组织表面，能够同时切割和烧灼组织，在某些情况下能封闭直径达3毫米的血管。例如：用等离子刀横切狗的一大叶肝时，无需结扎或堵塞进入肝脏的血流，可以失血极少。等离子刀的作用原理是使电极和组织间形成等离子薄层，层中离子被电场加速，并将能量传递给组织，在低温下（40～70℃）打开细胞间分子结合键，使靶组织中的细胞分解为碳水化合物和氧化物造成病变组织液化消融，称为等离子效应，从而达到靶组织体积减容的效果。

【注意事项】

正确使用外科器械，保护器械，防止自身受伤。

【实训作业】

1. 辨识并练习使用外科器械。
2. 熟记注意事项。

实训二 打 结

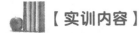 【实训目标】

1. 掌握打结的种类。
2. 掌握正确的打结法。
3. 掌握打结时的注意事项。

【实训方法】

1. 教师示范外科常见的三种打结方法,即:方结(又称平行结)、三叠结、外科结。
2. 学生按要求练习各种打结法。

【实训准备】

打结线、挂图、打结训练器。

【实训内容】

一、引言

打结是手术的最基本技术之一,主要包括结扎打结(结扎血管、胆管、淋巴管等)、固定打结(固定引流管、引流条等)及缝合打结。手术打结操作是否正确及熟练程度直接关系到手术的效果,甚至关系到患者的安危。质量不高的结或不正确的结,可粗暴地牵拉组织,尤其是精细手术及涉及血管外科时,可导致结扎不稳妥、不可靠,术后线结滑脱和松结引起出血、继发感染等。

二、常用手术结的名称及特点

1. 单结

单结又称半结,是组成手术结的最基本单位(图1-2-2-1)。任何打结方法中,均有两种打单结的方式(如单手打结法中的"示指结"和"中指结"),假如单由一种单结组成手术结,打出的结为错结(如假结)。

图1-2-2-1 单结

2. 方结

方结又称平结,由两个方向不同的单结组成,是最基本的手术结(图1-2-2-2)。广泛用于皮肤和皮下脂肪组织等部位的缝合打结。

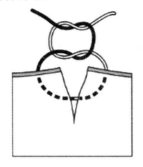

图1-2-2-2　方结

3. 外科结

外科结打第一道单结时线绕两次,故打第二道单结时第一道结牢固可靠(图1-2-2-3)。一般用于大血管的结扎打结及张力较大组织的缝合打结。

外科结

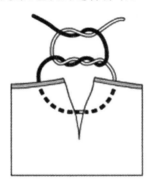

图1-2-2-3　外科结

4. 三重结

三重结又称三叠结,为打完方结之后,再加一道第一个单结而成,此结具有更加牢固可靠的特点(图1-2-2-4)。一般用于结扎血管及皮肤、脂肪以外组织的缝合打结。

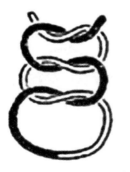

图1-2-2-4　三重结

5. 多重结

三重以上的结统称为多重结(如四重结、五重结、六重结等),由多个不同的单结重复交替排列组成(图1-2-2-5)。一般用于肠线、合成可吸收线、尼龙线等易滑脱线缝合时的打结。

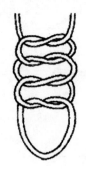

图 1-2-2-5　多重结

三、错误的手术结

1. 假结

假结又称顺结、十字结,为两个方向相同(两道动作相同)的单结,其张力比方结小得多,结扎后易自行松开(图1-2-2-6)。

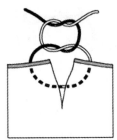

图 1-2-2-6　假结

2. 滑结

滑结是由于在打结拉线的过程中用力不均或拉线方向错误导致的,此结打后易滑税(图1-2-2-7),正确的拉力和拉线方向即可避免滑结。

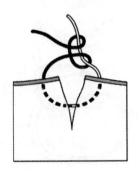

图 1-2-2-7　滑结

四、常用的打结方法

打结方法分为单手打结法、双手打结法和器械打结法。每种打结方法均可用来打方结、外科结、三重结及多重结。不同情况下使用特定的打结方法,有利于更快更好地打出牢固可靠的手术结。

1. 单手打结法

此为最常用的一种打结法,左右两手均可进行,应用广泛,主要由一只手牵线,另一只手来完成两种不同的打单结的动作(简称"示指结"和"中指结"),有方便、快捷的优点,但如不注意容易打成滑结。打结时,一手持线,另一手动作打结,主要动作为拇、食、中三指。凡"持线"、"挑线"、"钩钱"等动作必须运用手指末节近指端处,才能做到迅速有效。拉线时要注意线的方向和力度。如用右手打结,右手所持的线要短些。此法适合于各部的结扎。在临床实际工作中,以右手打结较为普遍。

单手打方结分解步骤:右手在上持上段线,拇指与中指捏住线端;左手在下持下段线,拇指与示指捏住线端。右手示指将右手线挑起,将左手线与右手线交叉于右手示指与捏紧的拇指中指之间,两线形成结口。用右手示指穿过结口将右手线挑出,顺势用示指和中指夹住线端并迅速转换为拇指示指捏住线端。左手在上,右手在下,将线结拉紧。第一个结完成。用右手拇指示指捏紧线端,将线绕过小指同时右手翻转至掌心向上,左手线置于右手中指、无名指和小指掌面上与右手线交叉形成结口。用右手中指将右手线挑入结口后用中指无名指夹住线端将线拉出结口,并迅速转换为拇指示指捏住线端。右手在上,左手在下将结打紧。第二个结完成。

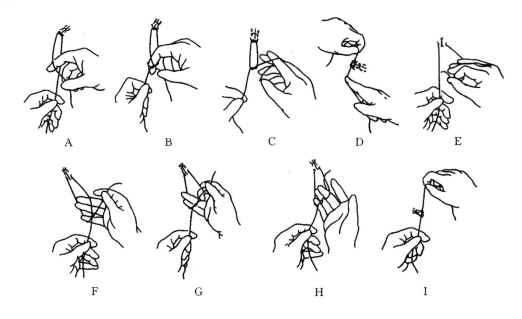

图 1 - 2 - 2 - 8　单手打结法

注意:两结必须交叉完成,如只打一种方式的单结,则形成假结。打结顺序也可先打第二结,再打第一结,但要注意拉线的方向,如拉线方向不对,则形成滑结。

2. 双手打结法

两只手同时运动来完成两种不同的打单结的动作,此法动作较多,不够快捷,但打结动作较稳固,不易打成滑结,故牢固可靠。此方法多用于深部打结及张力较大或重要部位的打结。

双手打方结分解步骤(以右手为例):右手在上,左手在下,右手拇、示指捏住右线端,其余三指并拢握住右线下段,左手拇、示指捏住左线端;右手示指勾右手线端稍向左侧移动。左手向右侧移动,使两线交叉,用右手拇指从下方勾住右线。右手拇指伸入两线形成的结内,将左线绕到右线上方,用右手拇、示指捏住左线。向下旋转右手腕将左线从结口内穿出,左手拇指、示指顺势接住左线并将其拉出。左右手分别向上、下拉紧线结,第一个结打好。用右手拇指指背将右手线勾起,同时左手线向右手拇指的右侧移动,在近虎口处与右线形成结口。右手拇指示指并拢同时向下旋转手腕使右示指勾入结口内,用右手示指、拇指捏住左线并向上旋转手腕,将左线从结口内向上递出,左手顺势接住左线将结拉紧,第二个结打好。(图1-2-2-9)

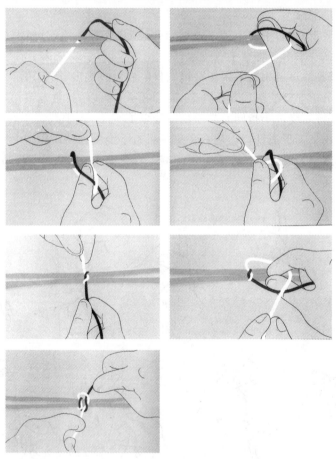

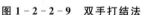

图1-2-2-9 双手打结法

3. 器械打结法

器械打结法是指用持针器进行打结,适用于深部、狭小手术野的结扎或缝线过短、用手打结有困难时。另外,深部手术打结困难时(如腹腔镜手术)及显微手术时亦采用器械打结。其优点是可节省缝线,节约时间及不妨碍视线;缺点是,当有张力缝合时,第一结容易滑脱,需助手夹持或按压辅助才能扎紧。

　　器械打结分解步骤(以右手为例):右手拿持针器,左手示指、中指捏住术者近侧缝合线端,将持针器从线上方压住近侧线,以左手为主,双手配合将术者近侧线向前缠绕持针器一圈。用持针器夹住术者远侧线的线头,并将线头从步骤1缠绕的线圈内掏出。将持针器向后拉回,同时左手向前,将线拉紧,第一个结完成。松开持针器,将持针器放在左手缝合线的下方。左手线向后将持针器缠绕一圈。用持针器夹住近端线的线头,并将线头从步骤5缠绕的线圈内掏出。将持针器向前,同时左手向后拉回,(与第一个结拉线的方向相反)将线拉紧,第二个结完成。(图1-2-2-10)

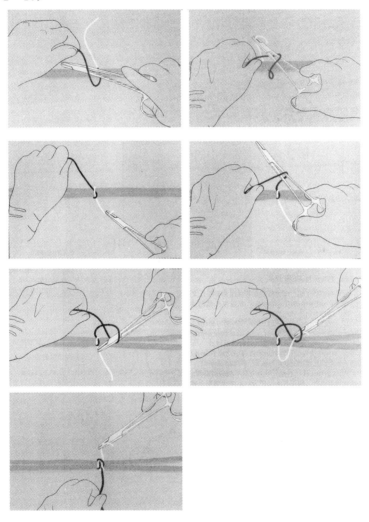

图1-2-2-10 器械打结法

【知识拓展】

　　现代外科技术的许多操作已有不少的演变和更新,就外科打结而言,如:消化管的钉合、皮肤钉合、创口贴合、血管出血的钛夹止血等,省去了不少打结操作,但仍无法完全取代打结,尽管在特殊情况下会采取一些局限性的固定技术,但其间仍还要采用打结的办法。

各种结扎中,临床上采用丝线结扎最多,其主要原因是丝线柔韧性高、质软、拉力好、操作方便、不易滑脱、组织反应轻、能耐高温消毒、价廉、来源易。操作所用丝线的粗细,要以张力足够而又遗留异物最少为原则。

 【注意事项】

(1)无论用何种方法打结,第一结与第二结打结的方式和拉线方向不能相同,否则打成假结或滑结,容易滑脱。

(2)结扎时,两手的用力应缓慢均匀,用力点和结扣点尽量为一条直线(三点一线)。

(3)结扎之前,常需把线束放于生理盐水内浸湿。

 【实训作业】

1.掌握外科结的种类和打结的方法。

2.熟练练习打结。

 【医考真题】

第二站 操作:外科手术切缝 5 针,单手打结。

实训三 切 开

 【实训目标】

1.掌握切开方法的要点及切口选择的原则。

2.熟练运用切开方法。

【实训方法】

1.观看视频,教师集中讲解,示范操作。

2.学生分组练习,教师分别辅导。

【实训准备】

手术刀、电刀、纱布、画线笔、切开模型等。

【实训内容】

一、引言

切开是指使用某种器械(通常为各种手术刀)在组织或器官上造成切口的外科操作过程,

是外科手术最基本的操作之一。

1. 切口

正确的切口是做好手术的重要因素之一,外科专家对常见的外科疾患创造了许多典型的定型切口,这对手术成功起了重要作用。以腹部切口为例,典型的切口如图1-2-3-1所示。

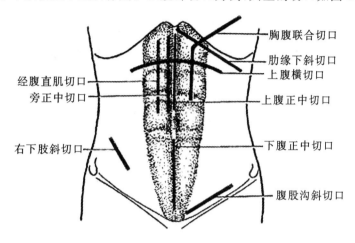

图1-2-3-1 腹部典型切口

2. 选择切口的原则

手术切口的选择应根据手术的特殊性以及手术野显露的需要全面分析而定,应考虑以下几点。

(1)切口应选择靠近病变部位附近,通过最短途径以最佳视野显露病变。

(2)组织切开应逐层进行,切开皮肤时,应尽量与该部位血管、神经径路相平行;在切开各种组织时,应顺着其本身纤维方向,以便术后使局部组织功能得到充分恢复。

(3)尽量美观,不遗留难看的疤痕,如:颜面部手术切口应与皮纹一致,并尽可能选取较隐蔽的切口。

(4)切口必须有足够的长度,使之能保证手术操作的术野充分和放进必要的器械,并且需要时应易于延长。

(5)避免越过关节,以免影响功能。

二、切开方法及要点

将选定的切口线划上标记,消毒皮肤及铺巾。较大的切口由手术者与助手用手在切口两旁或上下将皮肤固定,小切口由术者用拇指及示指在切口两旁固定。术者拿手术刀,将刀腹刃部与组织垂直,防止斜切,刀尖先垂直刺入皮肤,然后再转至与皮面成45°斜角,用刀均匀切开皮肤及皮下组织,直至预定切口的长度,再将刀转成90°与皮面垂直方向止刀。(图1-2-3-2)

切开时要掌握力度,力求一次切开全层皮肤,使切口呈线状,切口边缘平滑,避免多次切割导致切口边缘不平整,影响切口愈合(图1-2-3-3)。切开时也不可用力过猛,以免误伤深部重要组织。皮下组织宜与皮肤同时切开,并须保持同一长度。切开皮肤和皮下组织后随即用手术巾覆盖切口周围(现临床上多用无菌薄膜粘贴切口部位后再行切开),以隔离切口,保护皮肤免受污染。

以经腹直肌切口为例,腹壁切开的步骤如下。

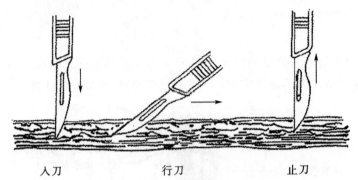

入刀　　　　　　　行刀　　　　　　止刀

图 1-2-3-2　正确的切皮方法

垂直下刀,水平走行;垂直出刀,用力均匀

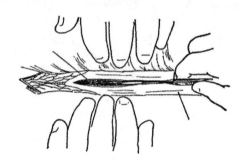

图 1-2-3-3　切皮时的固定

(1)选取切口。常规消毒铺巾,经腹直肌切口可选做于左、右、上、下腹部,皮肤切口应位于腹部正中线与腹直肌外缘之正中(图 1-2-3-4)。

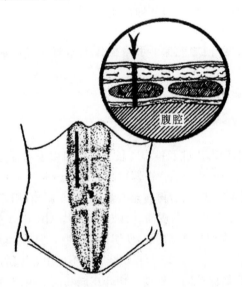

腹腔

图 1-2-3-4　选取切口

（2）切开皮肤及皮下组织。如在切口部位未粘贴无菌薄膜,宜用无菌巾覆盖切口周围护皮,以隔离和保护伤口免受污染(图1-2-3-5)。

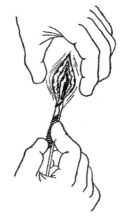

图 1-2-3-5　切开皮肤及皮下组织

（3）将腹直肌前鞘先用刀切一个小口,然后用剪刀分别向上下剪开前鞘(图1-2-3-6)。

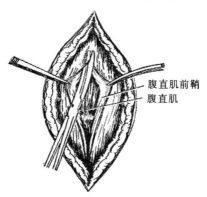

腹直肌前鞘
腹直肌

图 1-2-3-6　切开腹直肌前鞘

（4）沿肌纤维方向先用血管钳再用刀柄或手指分离腹直肌束,其腱划处应钳夹切断,然后用丝线结扎(图1-2-3-7)。

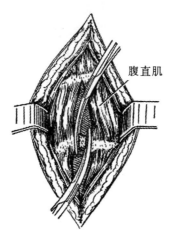

腹直肌

图 1-2-3-7　分离腹直肌束

(5)将腹直肌向两侧牵开,术者及助手分别持镊子及血管钳,将腹直肌后鞘及腹膜夹起,然后在中间切一小口(图1-2-3-8)。注意勿损伤腹腔脏器,一般由术者用有齿镊夹起腹膜,助手用弯血管钳在距术者所夹处对侧约一厘米处另行夹起,然后术者放松所夹腹膜,再重新夹一处,如此重复一次后用刀切开。

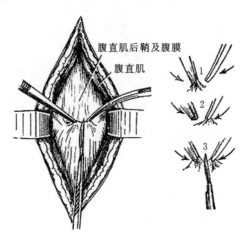

图1-2-3-8 提起腹膜

(6)术者以左手示、中指(也可用术者及助手的示指)伸入腹腔作引导,有腹膜粘连时应用手分开,用刀(亦可用剪刀)切开腹膜,以免损伤腹内脏器。如用剪刀时,剪尖应向上抬起(图1-2-3-9)。

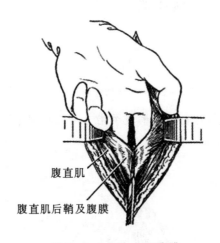

图1-2-3-9 切开腹膜

 【知识拓展】

腹部手术切口的选择

胃、十二指肠手术,一般采用正中切口或旁正中切口;肥胖、肋膈角宽者也可采用上腹部横切口。

　　肝脏手术,一般采用右肋缘下斜切口,外侧应达到第 11 肋前端;主要病变位于右肝后段的,可切开 11 肋间部分肋间肌,向后方推开右胸膜反折,采取右侧抬高 30°～45°的斜卧位,并将右臂上抬固定于麻醉架上,还能进一步改善显露。预计手术范围大(如涉及增大的左肝)或操作困难(如肝门部)的,也可采取偏向右侧的屋脊形切口。

　　胆道手术采用右肋缘下斜切口或右腹直肌切口。简单的脾脏切除,采用左肋缘下斜切口或左腹直肌切口;巨脾切除可作偏向左侧的横切口。

　　小肠、结肠手术采用正中切口或旁正中切口。阑尾切除采用麦氏切口。

　　盆腔一般手术采用旁正中切口,比正中切口好些,因为向上可以延伸过脐,而且下腹部白线不发达,正中切口缝合反而不如旁正中切口方便、牢靠。盆腔广泛切除、清扫术也可以采用下腹部类"U"形横切口。

【注意事项】

　　切口的选择关系到手术野的显露,后者是手术的先决条件。理想的切口应具备以下几点。
　　(1)接近和容易暴露手术部位。
　　(2)有完美的几何形态。
　　(3)长短适宜。
　　(4)切开和关闭便捷。
　　(5)创伤小,失血少。

【实训作业】

　　1.使用模型完成切开操作。
　　2.熟记切开的注意事项。

【医考真题】

　　第二站　操作:切开,间断缝合三针,持钳打结。

实训四　分　离

【实训目标】

　　根据需要选择剪刀、直角钳、手术刀、剥离子(用血管钳端夹持花生米大的小纱布球)等器械完成分离。

【实训方法】

　　1.观看录像,教师集中讲解,示范操作。
　　2.学生分组练习,教师分别辅导。

【实训准备】

手术刀、手术剪、血管钳、镊子、剥离子、纱布、动物或模型等。

 【实训内容】

一、引言

分离是显露深部组织,保证手术野的操作步骤,是手术必不可少的基本功之一。充分的显露和分离技巧在很大程度上影响了手术时间,分离的熟练程度决定了是否产生副损伤,从而影响术后的愈合。

二、分离的方法和操作

1. 锐性分离

锐性分离是指用手术刀或剪等锐器进行的解剖分离,常用于致密组织,如:腱膜、鞘膜和疤痕组织等的分离。必须在直视下进行,动作要准确、精细。

术者用刀时,刀刃需锋利,采用执笔式的执刀法,找准组织间隙,利用手指的伸缩动作进行切割,刀刃以垂直于切割平面来切开。

术者用剪时,可将锐性和钝性剥离结合使用,剪刀闭合用尖端伸入组织间隙内,不宜过深,然后张开剪柄分离组织,仔细辨清无重要组织时予以剪开。解剖过程中遇有较大血管时应使用止血钳夹住或断扎。

2. 钝性分离

钝性分离是指采用钳、刀柄及分离子等插入需分离的组织间,通过钳叶的张开、刀柄的推进和助手的牵引力达到组织分离,分离时必须找准间隙,用力适当,不能使用蛮力强行分离,否则会引起周边组织损坏,引发出血。

3. 电刀、激光分离

电刀、激光分离的优点是分离速度较快,止血效果好,手术野显露清晰。但需要操作者对局部解剖关系熟悉,熟练掌握血管、神经走行,同时需要严格做好防护措施,避免发生意外损伤。

 【知识拓展】

手术中的分离应按照固有的组织间隙进行,这样比较容易操作,而且出血少。操作时,对局部的解剖关系、血管、神经的走行及重要器官的准确位置熟悉,一般不会引起意外损害;但在有炎性粘连、瘢痕组织及巨大肿瘤时,改变了组织的正常解剖关系;或多次手术造成解剖结构粘连不清,都会导致分离困难,容易伤及邻近的重要器官,应谨慎进行。

 【注意事项】

无论采用哪一种方法和哪一种器械进行分离,在操作时都应注意如下几点。

（1）手术者需有扎实的解剖学基础,把握疾病的病理改变,以判断手术中分离组织的方向、操作技巧等。

（2）分离方法应根据组织的具体情况结合使用,不能图方便单用一种。

（3）在未辨清组织之前,不要轻易切断或钳夹,以免损伤重要组织和器官。

（4）手术操作要轻柔、细致、准确,使某些疏松的粘连自然分离,显出解剖间隙。对于炎症等原因使正常解剖界限不清楚时更要注意。

【实训作业】

1. 在动物或模型上完成锐性分离、钝性分离操作。
2. 熟记解剖分离的注意事项。

实训五　止　血

【实训目标】

1. 掌握术中止血的方法及使用止血带的注意事项。
2. 熟悉指压动脉止血的方法。

【实训方法】

1. 观看视频,教师集中讲解,示范操作。
2. 学生分组练习,教师分别辅导。

【实训准备】

手术刀、线剪、圆针、血管钳、电刀、纱布、止血带、胶带、绷带。

【实训内容】

一、引言

止血是处理出血的手段和过程,是手术过程中经常遇到并需要立即处理的基本操作。术中正确、及时的止血,可以保持手术野的干净,便于操作,同时也可减少患者失血。

二、常用术中止血方法

1. 压迫止血法

压迫止血法是手术中最常用的止血方法。其原理是以一定的压力使血管破口缩小或闭合,继之由于血流减慢,血小板、纤维蛋白、红细胞可迅速形成血栓,使出血停止。压迫止血可用一般纱布压迫以达到止血目的,或采用温热盐水纱布压迫,增强止血效果。加压需有足够的时间,一般为5分钟左右,必要时重复2~3次。

还可用纱布填塞压迫法,对于广泛渗血或快速大量的渗血,如果现有办法用尽仍未奏效,可采用填塞压迫止血以保证生命安全。填塞时纱布数及连接一定要准确可靠,注意止血后将纱布全部取出,切勿遗漏。

2. 结扎止血法

(1)单纯结扎法:单纯结扎是手术操作过程中常用的一种止血方法,适用于可能出血的部位或可见的出血点。首先准确找到出血点并钳夹,夹住出血点后即可开始结扎。助手先把血管钳竖起以便术者将线绕过,随即放低血管钳使尖端翘起(图1-2-5-1)。在收紧第一结时将血管钳慢慢松开,第一结完全扎紧时松钳。再打第二个结。注意止血钳不能松开过快,防止被结扎部位脱落或结扎不完全而酿成出血,甚至导致术后出血。有时对于粗大的血管要双重结扎,结扎时同一血管两道线不能结扎在同一部位,须间隔一定距离。结扎收线时不宜过紧或过松,过紧易拉断线或切割血管导致出血,过松引起结扎线松脱。

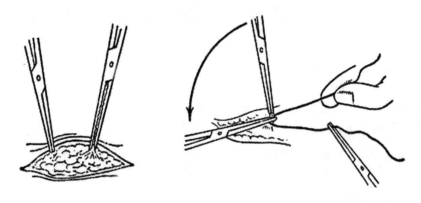

图1-2-5-1 结扎止血法

(2)缝合结扎法:缝合结扎即贯穿缝扎,主要是为了避免结扎线脱落,或因为单纯结扎有困难时使用,对于重要的血管一般应进行缝扎止血,方法见图1-2-5-2。

3. 电凝止血法

电凝止血即用电灼器直接烧灼止血,现常用的电灼器有高频电刀,氩气电刀。根据止血的方式有单极电凝及双极电凝。在止血时,电灼器可直接电灼出血点,也可先用止血钳夹住出血点,再用电灼器接触止血钳,通电1~2秒即可止血(图1-2-5-3)。电凝止血广泛用于切开后皮下出血点的止血,其优点是操作简单快捷、节省手术时间。使用时要注意电灼器或导电的血管钳、镊不可接触其他组织,以防烫伤。

4. 局部药物或生物制品止血法

在手术创面进行充分止血后仍有渗血时,可局部采用药物或生物制品止血,如:立止血、肾上腺素、凝血酶、明胶海绵、淀粉海绵、止血粉、解尔分思片(gelfex)等,可采用局部填塞、喷撒、局部注射等方法。如:在手术部位注射加肾上腺素的盐水或用蘸有肾上腺素盐水的纱布压迫局部均可止血或减少创面出血,但应注意监测心脏情况。另外,目前使用的一些医用生物胶作局部喷撒亦有较好的止血作用。

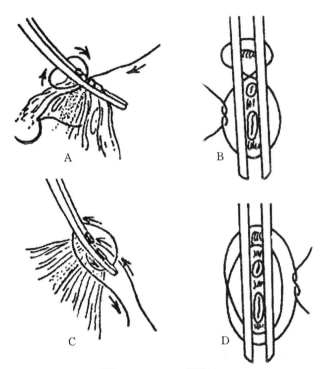

图 1-2-5-2 缝扎法

A,B.以止血点为中心,用弯针将缝线从组织中穿过,注意勿穿透血管,绕过一侧,再次用弯针将缝线从被缝扎组织穿过,从另一侧打结结扎。C,D.或用弯针将缝线从组织中穿过,注意勿穿透血管,绕行一侧结扎组织后,再绕至对侧,然后打结结扎。

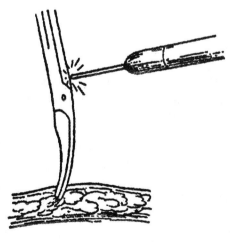

图 1-2-5-3 电凝止血

5.止血带止血法

   止血带止血常用于肢体的手术(如:矫形、截肢、烧伤的切痂等手术)和外伤。其作用是暂时阻断血流,创造"无血"的手术野,可减少手术中失血量并有利于精细的解剖,有时还可作为外伤患者的紧急止血。有三种方法,一般常使用充气式气压止血带止血法。

(1)棉布类止血带止血法:在上臂或大腿用绷带、带状布条或三角巾叠成带状,勒紧止血。一般常作为外伤时现场紧急止血。

(2)橡皮止血带止血法:根据出血部位的不同,其操作又略有不同。

①指根部橡皮止血带止血法:指根部衬垫两层窄纱布,然后用手术手套手指环状交叉于纱布上,同时用止血钳适度夹紧交叉处,但不得过紧以免影响动脉血流(图1-2-5-4)。

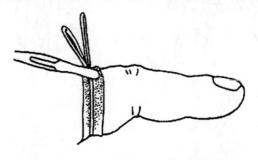

图1-2-5-4　指根部橡皮止血带止血法

②上、下肢橡皮止血带止血法:将橡皮止血带适当拉紧、拉长绕肢体2～3圈,橡皮带末端紧压在橡皮带的另一端上,注意上止血带之前应先用棉垫做衬垫(图1-2-5-5)。

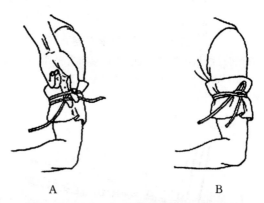

A　　　　　　　　　　B

图1-2-5-5　上、下肢橡皮止血带止血法
A.将橡皮止血带中的一段适当拉紧拉长,绕肢体
2～3周;B.橡皮带末端紧压在橡皮带下面

(3)充气式气压止血带止血法:充气式气压止血带止血法所需器械包括以下几种。

气压止血带:气压止血带类似血压计袖带,可分成人气压止血带及儿童气压止血带、上肢气压止血带及下肢气压止血带。气压止血袋还可分成手动充气与电动充气止血带。

驱血带:驱血带由乳胶制成,厚1 mm,宽10～12 cm,长150 cm。使用时先绑扎气压止血袋,为防止松动,可外加绷带绑紧一周固定。将气压止血袋绑扎妥当后抬高肢体。用驱血带由远端向近端拉紧、加压缠绕。缠绕驱血带后向气压止血袋充气并保持所需压力。松开驱血带。

充气所需压力根据年龄不同有所不同,成人上肢充气所需压力为0.4 kPa,下肢为0.8 kPa;儿童上肢充气所需压力为0.3 kPa,下肢为0.6 kPa。

充气式止血带的具体操作步骤为:先绑扎气压止血带,为防止松动,可外加绷带绑紧一周固定。再用气压止血带绑扎,妥当后抬高肢体。

【知识拓展】

　　出血曾是外科学发展过程中的一大难题,贯穿于整个外科发展史至今。解决手术出血的问题主要依赖以下因素:一是我们对人体解剖学熟悉,哪些地方有血管,我们可以选择性地避开它。第二点,也是最主要的,是手术器械的革新,血管钳、电刀、超声刀的出现,大大提高了止血的效率。三是输血的出现。1901年美国的Landsteiner发现血型,1930年获诺贝尔医学奖。最早把Landsteiner血型理论用于指导临床输血的人是Carrel,1906年他曾把输血者的动脉连接在受血者的静脉上,获得了成功,从此可用输血来补偿手术时的失血。Carrel还是动物器官移植的开创者,为临床器官移植奠定了基础。初期采用直接输血法,但操作复杂,输血量不易控制。1915年德国的Lewisohn提出了混加枸橼酸钠溶液使血不凝固的间接输血法,以后又有血库的建立,才使输血简便易行。

⚠【注意事项】

　　(1)上止血带部位要准确,缠在伤口的近端。上肢在上臂上1/3、下肢在大腿中上段、手指在指根部。止血带与皮肤之间应加衬垫。

　　(2)止血带松紧要合适,以远端不能摸到动脉搏动为宜。过松则未阻断动脉供血,而静脉回流受阻,反使出血加重;过紧容易发生组织坏死。

　　(3)用止血带时间不能过久,要记录开始时间,一般不超过1小时放松一次,使血液流通5~10分钟。

【实训作业】

　　1.掌握术中常用的止血方法。

　　2.熟记使用止血带的注意事项。

【医考真题】

　　开放性骨折现场止血宜首选(　　　)

　　A.上止血带

　　B.局部压迫包扎

　　C.指压出血血管

　　D.结扎出血血管

　　E.抬高伤肢

实训六　缝　合

🔖【实训目标】

　　1.掌握缝合的基本技术步骤。

2.熟悉常见的缝合分类。

3.熟悉缝合的原则。

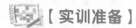【实训方法】

1.观看视频,教师集中讲解,示范操作。

2.学生分组练习,教师分别辅导。

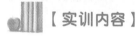【实训准备】

注射器、生理盐水、圆刀、持针器、平镊、皮镊、线剪、血管钳、缝合盘、绷带、纱布、医用胶带。

【实训内容】

一、引言

缝合是将已经分离或切开的组织、器官进行对合或重建,使之恢复原来的功能。良好的缝合是保证刀口愈合良好的必要条件,也是外科手术的基本操作技术之一。不同部位的组织器官要采用不同的方法进行缝合。缝合可以使用持针器,也可徒手直接拿直针进行。此外,还有皮肤钉合器、消化道吻合器、闭合器等。

二、操作方法

(一)缝合的基本步骤

缝合的基本步骤分为进针、拔针和出针三步(图1-2-6-1)。以缝合皮肤为例说明。

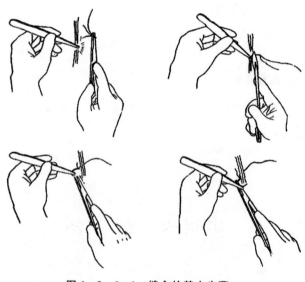

图1-2-6-1 缝合的基本步骤

(1)进针:缝合时左手执皮镊,提起皮肤边缘,右手执持针器,用腕力由外旋进,顺着针的弧

44

度刺入皮肤,经皮下从对侧切口皮缘穿出。

(2)拔针:左手用皮镊于针前端顺针的弧度辅助外拔,同时持针器从针的后部顺势往前推,帮助拔针。

(3)出针:用持针器夹针体,顺针弧度将针完全拔出,由助手打结、剪线,完成缝合步骤。

(二)缝合的基本原则

(1)要保证缝合创面或伤口的对合对线良好。缝合应分层进行,按组织的解剖层次逐层缝合,避免缝入其他层次的组织,不留残腔,以防止积液、积血。缝合的创缘距及针间距均匀,从而使张力一致且缝合严密,防止滑脱。

(2)注意缝合处的张力。结扎缝合线的松紧度应以切口边缘紧密对合为准,切口的愈合并不与缝合紧密程度完全成正比,缝合过紧、过松均可以导致刀口愈合不良。伤口有张力时可考虑进行减张缝合,伤口如缺损过大,可考虑行转移皮瓣修复或皮片移植。

(3)缝合针线的选择要适宜。无菌切口或污染较轻的伤口在清创和消毒清洗处理后可选用丝线,已感染或污染严重的伤口可选用可吸收缝线,血管的吻合应选择相应型号针线。

(三)缝合的分类及常用的缝合方法

按组织的对合关系分为单纯缝合、外翻缝合、内翻缝合三类,每一类中又按缝合时缝线的连续与否分为间断和连续缝合两种,按缝线与缝合时组织间的位置关系分为水平缝合、垂直缝合,有时则将上述几种情况结合取名。按缝合时的形态分为荷包缝合、半荷包缝合、U字缝合、T字缝合、"8"字缝合、Y形缝合等。另外,还有用于特别目的所做的缝合,如:减张缝合、皮内缝合、缝合止血等。

1.单纯缝合法

单纯缝合法是使切口创缘的两侧直接对合的一类缝合方法,如皮肤缝合。

(1)单纯间断缝合法:该法操作简单,应用最多,每缝一针单独打结,多用在皮肤、皮下组织、肌肉、腱膜的缝合(图1-2-6-2)。

缝合方法

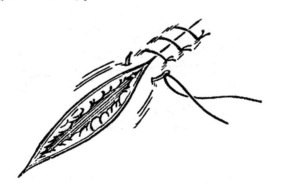

图1-2-6-2　单纯间断缝合

(2)连续缝合法:该法是在第一针缝合后打结,继而用该缝线缝合整个创口,结束前的一针,将重线尾拉出留在对侧,形成双线与重线尾打结(图1-2-6-3)。

(3)连续锁边缝合法:该法操作省时,止血效果好,缝合过程中每次将线交错(图1-2-6-4),

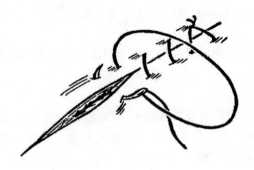

图 1-2-6-3 连续缝合

多用于胃肠道断端的关闭,皮肤移植时的缝合。

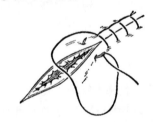

图 1-2-6-4 连续锁边缝合法

2. 内翻缝合法

内翻缝合法是使创缘部分组织内翻,外面保持平滑,如:胃肠道吻合和膀胱的缝合。

(1)间断垂直褥式内翻缝合法:该法又称 Lembert 缝合法,常用于胃肠道吻合时缝合浆肌层(图 1-2-6-5)。

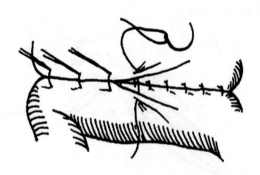

图 1-2-6-5 间断垂直褥式内翻缝合法

(2)间断水平褥式内翻缝合法:该法又为称 Halsted 缝合法,常用于胃肠道浆肌层缝合(图1-2-6-6)。

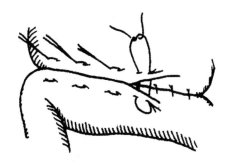

图1-2-6-6　间断水平褥式内翻缝合法

　　(3)连续水平褥式浆肌层内翻缝合法:该法又称 Cushing 缝合法,常用于胃肠道浆肌层缝合(图1-2-6-7)。

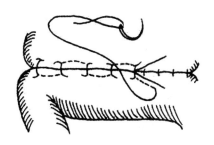

图2-6-7　连续水平褥式浆肌层内翻缝合法

　　(4)连续全层水平褥式内翻缝合法:该法常用于胃肠道全层缝合(图1-2-6-8)。

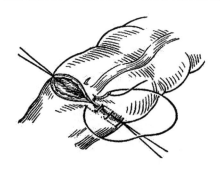

图-2-6-8　连续全层水平褥式内翻缝合法

　　(5)荷包缝合法:该法是在组织表面以环形连续缝合一周,结扎时将中心内翻包埋,表面光滑,有利于愈合(图1-2-6-9)。常用于阑尾残端的包埋、造瘘管在器官的固定等。

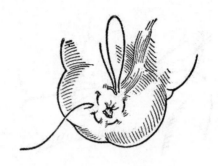

图 1-2-6-9　荷包缝合法

3. 外翻缝合法

外翻缝合法是使创缘外翻,使被缝合或吻合的空腔内面保持光滑,常用于血管的缝合或吻合。

(1)间断垂直褥式外翻缝合法:该法常用于松弛皮肤的缝合(图 1-2-6-10)。

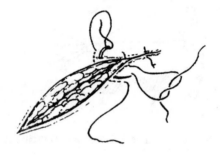

图 1-2-6-10　间断垂直褥式外翻缝合法

(2)间断水平褥式外翻缝合法:该法常用于皮肤缝合(图 1-2-6-11)。

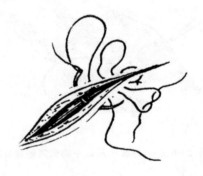

图 1-2-6-11　间断水平褥式外翻缝合法

(3)连续水平褥式外翻缝合法:该法常用于血管壁吻合(图 1-2-6-12)。

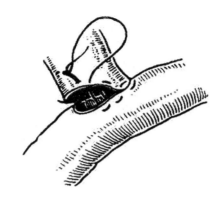

图 1-2-6-12　连续水平褥式外翻缝合法

4. 减张缝合法

对于缝合处组织张力大，全身情况较差的患者，为防止切口裂开可采用此法，主要用于腹壁切口的减张。缝合线选用较粗的丝线或不锈钢丝，在距离创缘 2.5 cm 处进针，经过腹直肌后鞘与腹膜之间均由腹内向皮外出针，以保层次的准确性，亦可避免损伤脏器。缝合间距离 3～4 cm，使其承受更多的切口张力，为防皮肤被割裂，结扎前将缝线穿过一段橡皮管或纱布做的枕垫，结扎时切勿过紧，以免影响血运（图 1-2-6-13）。

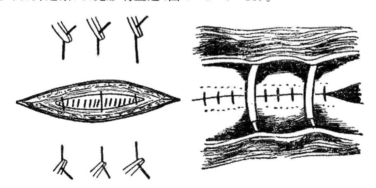

图 1-2-6-13　减张缝合法

5. 皮内缝合法

皮内缝合法分为皮内间断及皮内连续缝合两种。皮内缝合一般应用三角针、0 号丝线或针线一体的 5 个 0 可吸收线。从切口的一端进针，交替经过两侧切口边缘的皮内穿过，一直缝到切口的另一端穿出，最后抽紧，两端可做蝴蝶结或小棉垫（图 1-2-6-14）。常用于外露皮肤切口的缝合，如颈部甲状腺手术切口。其优点是对合好、拆线早、愈合疤痕小、美观。

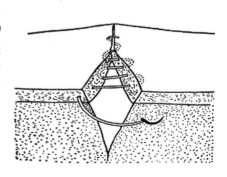

图 1-2-6-14　皮内连续缝合

49

【知识拓展】

可吸收线

缝合中使用的可吸收线是可以被组织吸收的,所以不用拆线。根据缝合材料的可吸收程度,分为羊肠线、高分子化学合成线、纯天然胶原蛋白缝合线等。

线吸收所需时间的长短,依线的粗细及组织的情况而定,一般 6~20 天可完全吸收。目前可吸收线均采用一次性无菌包装,使用方便。

【注意事项】

(1)不留死腔。
(2)缝合的张力适宜。
(3)正确选择缝合线和缝合针。

【实训作业】

1.掌握基本的缝合技术。
2.熟记常用的缝合方法。

【医考真题】

第二站　操作:左股部肿物已经消毒,要求切开并缝合加打结。

实训七　引　流

【实训目标】

1.掌握常见的引流方法。
2.熟悉一般换药物品的名称和用途。

【实训方法】

1.观看视频,教师集中讲解,示范操作。
2.学生分组练习,教师分别辅导。

【实训准备】

纱布引流条、橡胶引流片、橡胶引流管(导尿管、气囊导尿管、胆道 T 型管、胆道 U 型管、胃肠引流管、脑室引流管、胸腔引流管)、各种引流管(烟卷引流管、双套管引流管、乳胶引流管、T 形引流管、蕈状引流管)。

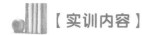【实训内容】

一、引言

外科引流是将积存于器官或组织内的液体(如血液、脓液、分泌液等)引离原处,排出体外,防止其在体内蓄积,引发组织损害,影响愈合。通过观察引流液性状还能及时发现病情变化。外科术后引流应用比较广泛,了解各类引流作用对术后的恢复具有重要意义。

外科术后的引流可分为开放式和闭合式两种类型。开放式引流是起吸附作用和导流作用的引流,如:橡皮片引流和纱布条引流等。其缺点是容易有外源性污染。闭合式引流可缩小体表引流口,将引流管外端通向封闭的容器,如:虹吸作用引流和主动引流等。

二、操作与管理

(一)常用引流物

1.橡皮片引流

橡皮片引流一般用于浅表伤口引流,目的是防止皮下积血、积液,术中应防止皮片被缝线缝在皮下而致拔除困难,术后应妥善固定,24～48 h后可拔除。

2.纱布条引流

(1)生理盐水纱布条:适用于急性炎症已消退,肉芽组织新鲜的创口,有促进肉芽组织生长和吸附创面分泌物的作用,创腔内纱布1～2天更换1次,创面每天更换1次。

(2)3‰～4‰高渗盐水纱布条:有局部脱水作用,用于创面清洁。但肉芽水肿的伤口,每天更换1次。

(3)干纱布条:用于急性出血时伤口内填塞止血。

(4)凡士林纱布条:用于感染伤口引流或脓肿切开排脓后压迫止血。

(5)碘仿纱条:有抗菌、防腐、收敛、促进创面肉芽组织生长和除臭作用,用于脓肿切开填塞脓腔或急性骨髓炎开窗减压后填塞。

(6)维氏纱条:用于感染创面换药,有抗菌、促进肉芽组织生长作用。

(7)高渗糖纱条:有消除肉芽组织水肿、增加局部营养、促进肉芽组织生长的作用。

注意:以上各引流条用于大创腔时,常需用多根纱布条引流,必须注明纱布条的大小、数量且使每一根纱布条尾端露在创口外,以防拔除时遗留在创腔内。

3.烟卷引流管

烟卷引流管是由纱布引流条和橡胶引流片组成,即在纱布引流条外层包裹一层橡胶片,形成类似香烟式的引流条。本法是过去常用的一种腹腔引流方式,利用虹吸作用和腹内外压力差达到引流目的,因烟卷引流管刺激大,现已较少用。

4.橡胶引流管

橡胶引流管根据制作材料不同分为乳胶管和硅胶管。橡胶引流管种类很多,除普通橡胶引流管外,还有用于不同组织器官的特制引流管,如:导尿管、气囊导尿管、胆道 T 型管、胆道

U 型管、胃肠引流管、脑室引流管、胸腔引流管等。

5.其他引流管

其他引流管,如:双套管引流管、自制双套管引流管、乳胶引流管、T 形引流管、蕈状引流管等。

6.临床常见引流物拔除的指征

引流物去留的时间,一般根据不同引流适应证及引流量决定。拔除过早,分泌物引流不充分,重新积聚。拔出过晚,感染机会增加,影响伤口愈合,甚至产生其他并发症。

(1)无菌手术的伤口和体腔渗血引流:一般伤口和体腔内,预防性引流物如渗出液(血)已停止或引流量少于 30~50 mL/d,可于手术后 24~48 小时内一次拔除。拔除时应先予以旋转、松动,使引流管与周围组织粘连分离,然后向外拔除。如遇障碍,不可用力猛拔,以免引流物断裂,如有数根引流管,则可分次取出。

(2)脓肿引流:在脓腔缩小,引流量小于 10 mL/d 时,可更换细引流管或逐渐拔除引流管,使伤口由肉芽组织所填充,防止皮肤层过早愈合。可用 X 线造影检查或通过 B 超、CT 或 MRI 观察脓腔是否消失,再决定引流物能否拔除。

(3)肝、胆、胰、十二指肠,泌尿系手术缝合处附近引流物:一般保留至术后 5~7 天,引流液停止始可拔除。

(4)纱垫压迫止血:宜在病情稳定,自放置 3 天起,分次逐渐外拔剪短并于术后 7~10 天全部拔除。

(二)常用引流管

1.胃肠减压管

胃肠减压管可分为短管(普通胃管)和长管(米-阿氏管长 300~330 cm),后者置管困难,临床少用。一般由橡胶或硅胶制成。成人插入胃管的长度约 50 cm,相当于患者前额发际至剑突的长度。插入胃管时要轻柔,一边插一边让患者吞咽,若出现恶心应暂停,让患者深呼吸。插完后应检查胃管是否盘在口中,有无呼吸困难,若有应立即拔出,稍后再插。

胃肠减压管的管理方法如下。

(1)保持胃管通畅,若有堵塞可用生理盐水冲洗。

(2)胃管可给患者带来严重不适,应向患者解释,争取配合。

(3)每日清洗插胃管之鼻孔处分泌物,并妥善固定胃管。

(4)注意胃管引流液的量和性状。

(5)必要的口服药物须经研碎后调水注入,并夹管半小时。

(6)鼓励患者深呼吸、咳痰,预防肺部并发症。

(7)根据病情适时拔管,一般的腹部手术,术后 2~3 天可拔管。

(8)雾化吸入。

2.胸腔闭式引流管

【适应证】气胸、血胸或脓胸需持续排气、排血、排脓者;切开胸膜腔者。

胸腔闭式引流管的管理方法如下。

(1)患者取半坐卧位,水封瓶一般置于患者胸部水平以下 60~100 cm 处使导管保持低位引流。

（2）连接胸腔至水封瓶的管道必须保持密闭状态,并牢固固定,防滑脱。

（3）更换水封瓶时需将近侧管道夹闭,避免外界空气进入胸腔。

（4）保持引流管通畅。观察水封瓶内玻璃管中水柱是否波动;经常挤压引流管防堵塞。

（5）拔管指征:水封瓶内无气体、液体继续排出;患者症状、体征消失;胸片示肺已完全膨胀,无胸腔积液。

（6）拔管方法:先教会患者呼吸方法,吸气→憋气→出气。然后准备好内面敷有凡士林的纱布棉垫,在患者憋气时拔出引流管后迅速将纱布棉垫堵上,加压包扎后再让患者出气。

3. 胆总管引流管

胆管引流的方法较多,如手术切开胆管置入 T 管引流,经内镜置入鼻胆管引流等。支撑胆管预防狭窄的引流常用 T、Y 和长臂 T 管。

拔除引流管时应明确两点:一是胆管内无感染,二是胆总管远端畅通无阻。具体拔管指征如下。

（1）体温正常,黄疸消退,胆汁清亮,无絮状物及结石残渣。

（2）胆汁引流量逐日减少,粪色正常。

（3）引流管抬高,钳夹三天,无右上腹胀痛不适,无发热黄疸。

（4）胆道造影:由引流管注入 12.5％碘化钠溶液 20～60 mL,X 线检查证明胆总管下端无阻塞,无结石存在。或 B 超、胆道镜检查正常。

拔管后,伤口以凡士林纱布覆盖换药,一周左右即可愈合。如手术仅限于胆总管探查或取石,术后 10 天左右便可拔除引流管;如胆道感染严重或肝胆管残留结石,引流时间应延长,并可经引流管胆道镜取石。对胆道狭窄或损伤成形修补术后引流支撑管,须保留数周至数月之久。如需第二次手术,引流管不应拔除,以便手术时寻找胆总管。

T 管用于胆总管探查术后,有引流胆汁支撑胆管及胆道减压作用。T 管应垂直引出腹壁,用缝线牢固固定在腹壁上,防止滑脱。观察胆汁的量、颜色及性状。术后 1～2 天内,由于创伤原因,胆汁分泌减少,引流量也少,第 3 天肝分泌功能恢复,引流量渐增多,可达 400～1000 mL,持续 2～3 天后渐减少,若长期不减少,则考虑胆总管下端有梗阻可能。如有胆道出血,可局部经 T 管注入去甲肾上腺素冰盐水溶液(盐水 100 mL 内加去甲肾上腺素 8 mg)或其他止血药物,注入后夹管半小时。T 管阻塞的常见原因为结石、蛔虫、血块及坏死组织等,可用抗生素生理盐水冲洗,但压力不宜过大。

拔管时间:术后 2 周左右,对于复杂胆道手术,可留置 1～3 月或更长时间。

拔管指征:夹管试验,持续夹管 24～48 小时无腹痛、腹胀、寒战、发热、黄疸等不适可拔管。有条件者应常规行 T 管造影或胆道镜检查,证实胆总管通畅后再拔管。

T 管滑脱的处理:术后 1～2 天滑脱需再次手术重新置管;术后 3～4 天滑脱,试行插入导尿管,若不成功需再次手术置管;术后 5～6 天以后滑脱者可插入导尿管,一般都能顺利插入。所有插入导尿管者都需密切观察腹部有无腹膜炎。

【知识拓展】

胆道疾病的引流

引流对胆道外科十分重要,选用合适的引流可提高疗效,减少并发症的发生,某些情况下甚至可代替手术。

胆囊坏疽、胆囊穿孔做胆囊切除术后,虽然原发病灶已切除,但胆囊周围必然还有炎性渗出,及时引流可防止积聚,避免脓肿形成,多用烟卷、多孔硅胶管引流,渗出不多即可拔除。常规胆囊切除术后,观察出血应用较粗的引流管,术后24小时无出血现象者应尽早拔除。预防胆漏时,则应用多孔硅胶管,1~2天无胆漏即可拔除。胆管切开后和胆肠吻合术后的预防性引流,需一周左右估计切口、吻合口愈合后才能拔除。若术后发生胆漏者,需持续引流至瘘口愈合。胆囊管梗阻伴全身情况差不能耐受胆囊切除术者,或发作时间长,胆囊三角炎症严重致局部解剖难以辨认者,做胆囊切开引流(造瘘术)以解除胆囊高压,缓解症状,避免胆囊坏疽、穿孔并控制炎症。

【注意事项】

(1)根据疾病的性质、手术中情况,以决定选择何种引流方法及何种引流物。术前未能作肠道准备时,做消化道手术所缝合或吻合的组织有明显的炎症、瘢痕、水肿或缺血,难以防止发生漏时,以及外伤手术后坏死组织未能完全清除时,应放置引流,一般以封闭吸引方式为宜。急性坏死性胰腺炎手术时必须做充分引流,既是治疗,又是为了预防胰腺进一步坏死。

(2)一般引流物内端应置于伤口底部或接近需要引流的部位,胃肠手术应放在吻合口附近,否则使引流不充分而残留死腔。

(3)闭合式引流其引流物不从原切口出来,而从切口旁另戳孔引出体表,以免污染整个切口并发感染。

(4)引流物必须固定牢靠,以防引流物滑出切口或掉入体内。一般用缝线将引流物固定于皮肤上。

(5)在缝合组织时注意勿将引流物缝于深部组织中,否则拔引流物时将难以顺利取出。

(6)术后必须维持引流通畅,及时清除引流管内堵塞物。

(7)术后应详细观察引流液的数量、颜色、气味,以判断疾病的转归。

【实训作业】

1.分组练习,在伤口模型上练习引流。

2.熟记常用引流物和引流管的适应证。

【医考真题】

切开引流适用于(　　)

A.急性单纯性阑尾炎　　　B.慢性阑尾炎

C.急性坏疽性阑尾炎　　　D.阑尾脓肿症状逐渐减轻

E.阑尾脓肿症状逐渐加重

实训八 换 药

【实训目标】

1. 掌握一般的换药方法。
2. 熟悉一般换药物品的名称和用途。

【实训方法】

1. 教师集中讲解,示范操作。
2. 学生分组练习,教师分别辅导。

【实训准备】

换药模型、换药碗、医用酒精、平镊、线剪、血管钳、油纱、纱布、胶带。

【实训内容】

一、引言

换药目的是观察伤口,及时发现、处理伤口异常情况。操作中应严格执行无菌操作,避免引起或加重伤口感染。换药后所用过的敷料或污物应严格按照医疗废物处理程序处理。

换药无菌操作:应先换清洁的伤口,如Ⅰ类切口或拆线等;再换感染伤口。接触不同的患者前应洗手,避免交叉感染。应准备两把无菌镊,所持的镊子一支只可与换药部位接触,另一支则始终仅与无菌消毒盘接触,两只镊子互相交接换药材料,不可交换。如左手夹持无菌棉球和敷料,右手夹持接触伤口的敷料、沾染伤口分泌物的敷料,不应再接触其他部位。

换药的指征:①伤口的常规检查。②敷料污染松脱需要更换。③伤口的渗血、渗液、引流液等浸湿敷料,或大小便及各种体液污染伤口。④需调整或拔出引流管。⑤伤口拆线等。

二、换药方法

1. 术前准备

穿工作服,戴好帽子、口罩,洗净双手;必要时先看一次伤口,估计需要多少敷料和何种器械(剪刀、探针等)、药物,一次备妥。应准备无菌换药碗和污物盘,无菌换药碗准备碘伏或75%酒精棉球、消毒干纱布、平镊,根据伤口部位的不同及换药需要,还可准备如止血钳、剪刀等。污物盘为置放污染敷料所用。

2. 换药步骤

(1)无创面者:先用手将伤口外层敷料揭去,按无菌操作使用一只平镊,将覆盖在伤口上的内层敷料轻轻揭去,露出无菌伤口。用75%酒精(或碘伏)棉球先消毒切口部位,再由内向外在伤口周围消毒3次,消毒范围应大于敷料覆盖的范围。如为拔出引流条,引流口分泌物需用干棉球或纱布拭净；如为拔除引流管，需以凡士林纱条疏松填塞引流口（胸腔拔管、膀胱造瘘拔管则按专科要求填塞）。覆盖敷料后，用胶布或敷贴固定，或者加压包扎。

（2）有创面者。

①如创面与里层敷料粘伴，应用盐水湿润后再揭除，以免损伤肉芽组织，引起创面出血。观察创面分泌物多少，色泽，有无线头、异物、脓液、分泌物及坏死组织，创面肉芽及创缘表皮生长情况等。

先用盐水棉球拭净创面周围皮肤上的分泌物和消毒创面周围皮肤 2～3 次，再用盐水棉球蘸吸清除创口内的分泌物。脓液及坏死组织较多或较深的创面，可用等渗盐水或其他消毒溶液，如 0.05％氯己定溶液、0.1％依沙吖啶（利凡诺）溶液等冲洗。清除创口内线头、异物、坏死组织等。

②分泌物多的创面：选用等渗盐水或其他溶液的湿纱布引流和湿敷。

③经久不愈创口：应考虑伤腔内可能有异物（线头、坏死组织、死骨或清创时未予清除的残留物等）留存，根据需要选择行扩创、彻底清除，之后充分引流。

④分泌物少的创面：肉芽生长健康者，以凡士林（或生肌膏、九华膏、大黄油）纱布覆盖创面或引流创腔。肉芽组织水肿明显者，用高渗盐水纱布湿敷。高出周围皮肤或不健康的肉芽组织，可用剪刀剪平，或用刮匙刮除坏死组织及炎性分泌物，用盐水棉球反复轻蘸后，以油纱覆盖，加盖敷料包扎。

⑤创缘皮肤纤维化增厚，影响愈合的创口：要切（剪）除修剪创缘，以利于伤口愈合。如切口对合欠佳，有部分移位，可用蝶形胶布将伤口拉拢。

 【知识拓展】

表皮完整的伤口可以用酒精换药，如果表皮破损就不能用酒精（或者黏膜消毒应忌用酒精），一般选用碘伏。经典的消毒方法是 2％碘酒 2 遍、酒精 3 遍脱碘消毒。酒精极易挥发，因此，消毒酒精配好后，应立即置于密封性能良好的瓶中密封保存、备用，以免因挥发而降低浓度，影响杀菌效果。

【注意事项】

（1）严格执行无菌操作技术：凡接触伤口的物品，均须无菌。防止污染及交叉感染，各种无菌敷料从容器内取出后，不得放回，污染的敷料须放入弯盘或污物桶内，不得随便乱丢。

（2）换药次序：先无菌伤口，后感染伤口，对特异性感染伤口，如气性坏疽、破伤风等，应在最后换药或指定专人负责。

（3）特殊感染伤口的换药：如气性坏疽、破伤风、绿脓杆菌等感染伤口，换药时必须严格执行隔离技术，除必要物品外，不带其他物品，用过的器械要专门处理，敷料要焚毁或深埋。

 【实训作业】

1. 分组练习，在伤口模型上练习换药。

2. 掌握换药的基本原则及注意事项。

【医考真题】

给绿脓杆菌感染的患者创面换药时，下列哪项是错误的（   ）

A. 应穿隔离衣

B. 换药用品宜专用、从简

C. 污染敷料应及时倒掉

D. 用过的器械应另行加倍时间消毒灭菌

实训九 拆 线

【实训目标】

1. 掌握一般的拆线方法。

2. 熟悉一般拆线物品的名称和用途。

【实训方法】

1. 教师集中讲解，示范操作。

2. 学生分组练习，教师分别辅导。

【实训准备】

换药碗、医用酒精、平镊、线剪、血管钳、油纱、纱布、胶带。

【实训内容】

一、引言

拆线是指皮肤切口缝线的剪除，一切皮肤缝线均为异物，不论愈合伤口或感染伤口均需拆线。

拆线适应证：①无菌手术切口，局部及全身无异常表现，已到拆线时间，切口愈合良好者。②伤口术后有红、肿、热、痛等明显感染者，应提前拆线。

二、操作方法

1. 拆线步骤

先进行创口清洁消毒。再用镊子将线头轻轻提起，用线剪插进线结下空隙，从由皮内拉出的部分将线剪断。向拆线的一侧将缝线拉出，避免向对侧硬拉使刚愈合创口拉开。再次清洁消毒伤口后覆盖创面。（图1－2－9－1）

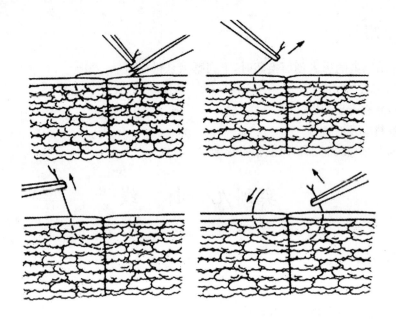

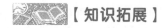
图 1-2-9-1　拆线步骤

2.拆线时机

原则上应早期拆线,以减少针眼炎症反应。拆线时机选择应考虑:切口部位以及各部位血液循环情况、切口的大小及张力、全身一般情况及营养状况、年龄等。不同部位的拆线时间如下。

(1)面颈部 4~5 天拆线;下腹部、会阴部 6~7 天拆线;胸部、上腹部、背部、臀部 7~9 天拆线;四肢 10~12 天拆线,近关节处可延长一些,减张缝线 14 天方可拆线。

(2)眼袋手术、面部瘢痕切除手术在手术后 4~6 天拆线。

(3)乳房手术在术后 7~10 天拆线。

(4)关节部位及复合组织游离移植手术在手术后 10~14 天拆线。

(5)重睑、除皱手术在手术后 7 天左右拆线。

【知识拓展】

皮肤吻合器的使用和吻合钉的拆除

皮肤吻合器是利用钛钉对组织进行吻合。其类似于订书机,也叫"一次性皮肤吻合器"、"皮钉"、"一次性皮肤缝合器",是替代手工缝合的器械。其优点是操作简便,缝合快速、严密、松紧合适、并发症少,目前已被临床广泛应用。

皮肤吻合器使用时用组织镊将创缘两侧皮肤拉拢贴合,并略向上翻转。再将吻合器上的箭头垂直对准手术切口,前端紧贴皮肤,紧握上、下手柄,均匀用力直至手柄压到位,钉紧皮肤创缘。缝合结束后,松开手柄退出吻合器。

吻合钉的拆除需使用专用的拆钉器。先将拆针器头部下方两尖端插入针冠与皮肤的空隙处。再握压拆钉器手柄,缝合针会向上弹起并脱离切口完成拆针。

【注意事项】

拆线的时间既要有原则,又要灵活;由于缝线的异物刺激作用可刺激结缔组织增生,疤痕增大,所以应在不影响伤口愈合的前提下,尽量早拆线。

遇有下列情况,应延迟拆线:①老年患者及婴幼儿、严重贫血、消瘦、轻度恶病质者。②严重失水或水电解质紊乱尚未纠正者。③咳嗽未控制时,胸、腹部切口应延迟拆线。

【实训作业】

1.分组练习,在伤口模型上练习拆线。

2.熟记拆线的时机。

【医考真题】

A. 3～4 天

B. 6～7 天

C. 10～14 天

D.视情况而定

E.分期拆线

1.头、面、颈、阴囊部位手术后拆线最好在(　　　)

2.胸腹部手术切口拆线最好在(　　　)

3.四肢、膝关节手术后拆线最好在(　　　)

第三章 麻 醉

实训一 局部浸润麻醉

案例引入

患者,男,35 岁,发现腹壁包块 5 天。

试思考:

1.如何通过查体来鉴别肿物来源于腹壁还是腹腔内?

2.常用局麻药物的限量是多少?

【实训目标】

1.熟悉局部浸润麻醉的概念、适应证及禁忌证。

2.掌握局部浸润麻醉的基本操作方法及注意事项。

3.了解局部浸润麻醉的常用药物。

【实训方法】

1.教师讲述局部浸润麻醉的概念、适应证、禁忌证和常用局麻药物,示范局部浸润麻醉的操作方法,并在演示过程中叙述注意事项。

2.学生分组在模拟人或实验动物上进行局部浸润麻醉的操作,一名同学操作并口述相关步骤的注意事项,一名同学协助,其他同学注意观察主操者动作是否规范,依次轮流完成局部浸润麻醉的操作。

3.操作结束后,按照实训报告书写的要求如实记录。

【实训准备】

模拟人或动物、5 mL 无菌注射器、局麻药物(2%利多卡因)、口罩、帽子、无菌手套、手术包(至少包括无菌镊子、干棉球或纱布、洞巾)、消毒液。

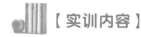【实训内容】

一、引言

局部浸润麻醉是指将局麻药物注射于手术区的组织内,暂时阻断周围神经的感觉冲动传导,而运动冲动传导完好或者程度不等的被阻滞状态,使手术区域产生麻醉作用。局部浸润麻醉对患者生理功能干扰小,简便易行,安全性高,并发症少,效果确定,有效的抑制应激反应,应用于创伤镇痛,也是疼痛治疗学的基础,并可保持患者意识清醒,适用于较表浅、局限的手术。阻滞应完全可逆,不产生组织损害。因此,施行麻醉时应熟悉局部解剖和局麻药物的药理作用,掌握规范的操作技术。

【适应证】体表手术和介入性诊疗的麻醉。

【禁忌证】局部感染、恶性肿瘤等。

局部浸润麻醉的常用药物为普鲁卡因或利多卡因。

普鲁卡因(奴佛卡因,procain,novocaine)属于短效脂类局麻药物,其脂溶性在常用局麻药物中最低,因此,它的麻醉效能较弱,黏膜穿透力很差,毒性小,不适合表面麻醉和硬膜外阻滞,而更适用于局部浸润麻醉,是一种弱效、短时效但较安全的常用局麻药物。成人一次限量为 1 g,其代谢产物为对氨苯甲酸(PABA),能减弱磺胺类药物的抗菌效力。本药过量应用可引起中枢神经系统和心血管系统的反应。其有时还可引起过敏反应,故用药前应做皮肤过敏试验,但皮试阴性者仍可发生过敏反应。对本药过敏者可用氯普鲁卡因或利多卡因代替。

利多卡因(赛罗卡因,lidocaine,xylocaine)属于酰胺类局麻药物,其脂溶性在常用局麻药物中居中,在效能和时效上居中等,组织弥散性能和黏膜穿透力都很好,可用于各种局麻方法,但使用的浓度不同,成人局部浸润麻醉,一次限量为 400 mg。反复用药可产生快速耐药性。

二、操作方法

(1)操作前物品准备,选择合适的局麻药物。

(2)洗手,戴无菌手套,常规术区消毒,铺无菌洞巾。

(3)在手术切口线一端进针,针的斜面向下刺入皮内,注药后形成橘皮样隆起,称皮丘。

(4)将针拔出,在第一个皮丘边缘再进针,如法操作形成第二个皮丘,按此在切口线上形成皮丘带。

(5)再经皮丘向皮下组织注射局麻药物,麻醉效果满意后即可切开皮肤及皮下组织。

注:上述操作方法的目的是让患者只在第一针刺入时有痛感,称之为"一针技术"。如手术要达到深层组织,可在肌膜下和肌膜内注药。分开肌层后如为腹膜,则应行腹膜浸润。如此浸润一层切开一层,注射器和手术刀交替使用,以期麻醉确切。

【知识拓展】

局麻药物的不良反应:其主要涉及组织及神经毒性、局麻药物过敏、心脏及中枢神经系统毒性反应。

1.组织毒性

其所涉及的因素包括创伤性注射方法,药物浓度过高,吸收不良和其他机械性因素所引起的肉眼或显微镜下可见的组织损伤。

2.神经毒性

在神经或神经束内直接注射局麻药物,可引起功能或结构上的改变,这并非单纯药物本身所致,而与物理因素(压力)有关。

3.高敏反应

患者个体对局麻药物的耐受有很大的差别。当应用小剂量的局麻药物,或其用量低于常用量时,患者就发生毒性反应初期症状,应该考虑为高敏反应。一旦出现反应,应停止给药,并给予治疗。

4.变态反应

变态反应发生率占局麻药物不良反应的2%。酯类局麻药物引起变态反应远比酰胺类多见。一般认为,酯类局麻药物与免疫球蛋白E形成半抗原,同时局麻药物的防腐剂也可形成半抗原,这是引起变态反应的另一潜在因素。

5.中枢神经毒性反应

局麻药物的中枢神经系统毒性表现为初期的兴奋相和终末的抑制相,最初表现为患者不安、焦虑、感觉异常、耳鸣和口周麻木,进而出现面肌痉挛和全身抽搐,最终发展为严重的中枢神经系统抑制、昏迷和呼吸心跳停止。

6.心脏毒性反应

心血管系统的毒性反应早期表现为由于中枢神经系统兴奋而间接引起的心动过速和高血压,晚期则表现为由局麻药物的直接作用而引起的心律失常、低血压和心肌收缩功能抑制。

 【注意事项】

(1)注入组织内的局麻药物需有一定体积,在组织内形成张力性浸润,借水压作用使药物与神经末梢广泛接触,以增强麻醉效果。

(2)穿刺针进针应缓慢,改变穿刺针方向时,应先退针至皮下,避免针头弯曲或折断。

(3)为避免用药量超过一次限量,应降低药液浓度,例如:用0.25%普鲁卡因或0.25%~0.5%利多卡因。

(4)每次注药前都要回抽,以免误注入血管内。

(5)实质脏器和脑组织等无痛觉,不用注药。

(6)药液中含肾上腺素浓度为1:20万~1:40万(即2.5~5 μg/mL)可减缓局麻药的吸收,延长作用时间。

(7)对于小儿、精神病或神志障碍者,不宜单独施行局部浸润麻醉以完成手术,必须辅助基础麻醉或浅全身麻醉。

 【实训作业】

1.试述局部浸润麻醉的概念、适应证及禁忌证。

2.试述局部浸润麻醉的操作要点。

【医考真题】

局麻药中毒反应的原因中,下列哪一项是错误的(　　)

A. 超过一次最大剂量

B. 危重、虚弱、不能耐受通用剂量的患者

C. 对局部麻醉药过敏

D. 麻醉药误入血管

E. 局部麻醉药内未加入肾上腺素,因此吸收加快

实训二　区域阻滞

案例引入

患者,男,53岁,发现腹壁赘生物20年,进行性增大1年。

试思考:

该患者应采用哪种局麻方法?

【实训目标】

1. 掌握区域阻滞的适应证及优点。

2. 掌握区域阻滞的基本操作方法。

【实训方法】

1. 教师讲述区域阻滞的适应证及优点,示范区域阻滞的操作方法。

2. 学生分组练习,一名同学操作并口述相关步骤的注意事项,另一名同学协助。其他同学注意观察主操者动作是否规范,依次轮流完成区域阻滞的操作。

3. 操作结束后,按照实训报告书写的要求如实记录。

【实训准备】

模拟人或动物、5 mL无菌注射器、麻醉药物(2%利多卡因)、口罩、帽子、无菌手套、手术包(至少包括无菌镊子、干棉球或纱布、洞巾)、消毒液。

【实训内容】

一、引言

区域阻滞是指围绕手术区,在其四周和底部注射局麻药物,以阻滞进入手术区域的神经干

和神经末梢。可通过环绕被切除的组织作包围注射,或环绕其基底部注射。其适应于涉及面积较小的体表手术,包括实性肿物、囊性肿物切除及脓肿切开引流等,近年来在腹股沟疝的手术中也大量地用到了区域阻滞麻醉。其优点是麻醉的范围大,效果更理想:①避免刺入病变组织,如肿瘤、脓肿等引起局部种植或感染扩散;②不致因局部组织浸润药液后,一些小的肿块不易被扪及,而使手术难度增加;③不致因注药使手术区域的局部解剖结构难于辨认。

二、操作方法

围绕手术区域,在其四周和底部注射局麻药物,以阻滞进入手术区的神经干和神经末梢。区域阻滞的常用麻醉药物及操作要点与局部浸润法相同。前者是应用局部浸润麻醉的方法,环绕被切除的组织作包围注射,或环绕其基底部注射。

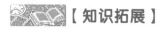 **【知识拓展】**

局部麻醉的常用方法及临床应用

常见的局部麻醉有表面麻醉、局部浸润麻醉、区域阻滞、神经传导阻滞四类。其中神经传导阻滞又可分为神经干阻滞、硬膜外阻滞及脊麻。静脉局部麻醉是局部麻醉另一种形式。

1. 表面麻醉

将渗透作用强的局麻药物与局部黏膜接触,使其透过黏膜而阻滞浅表神经末梢所产生的无痛状态,称为表面麻醉。表面麻醉使用的局麻药物,难以达到上皮下的痛觉感受器,仅能解除黏膜产生的不适。可用于角膜、鼻腔、咽喉、气管及支气管的表面麻醉。

2. 局部浸润麻醉(略)

3. 区域阻滞(略)

4. 神经及神经丛阻滞

(1)颈神经丛阻滞和颈浅神经丛阻滞可用于锁骨上颈部表浅手术,而颈部较深手术,如甲状腺手术、颈动脉内膜剥脱术等,尚需行颈深神经丛阻滞。但由于颈部尚有后四对颅神经支配,故单纯行颈神经丛阻滞效果不完善,可用辅助药物以减轻疼痛。

(2)臂神经丛阻滞包括经颈路臂丛阻滞法、肌间沟阻滞法、锁骨上臂丛阻滞法、锁骨下臂丛阻滞法、腋路臂丛阻滞法五种入路方法。五种臂丛入路阻滞效果因各部位解剖不同而异,而上肢各部位神经支配亦各异,因此,应根据手术部位神经支配选择最恰当的阻滞入路。

(3)上肢神经阻滞主要适用于前臂或手部的手术,也可作为臂丛神经阻滞不完全的补救方法,主要包括正中神经阻滞、尺神经阻滞和桡神经阻滞。其可在肘部或腕部阻滞,若行手指手术,也可行指间神经阻滞。

(4)下肢神经阻滞:全部下肢麻醉需同时阻滞腰神经丛和骶神经丛。因需多量注药且操作不方便,故临床应用不广。当需要麻醉的部位比较局限或禁忌椎管内麻醉时,可以应用腰骶神经丛阻滞。另外,腰骶神经丛阻滞还可作为全身麻醉的辅助措施用于术后镇痛。

5. 静脉局部麻醉

肢体近端绑上止血带,由远端静脉注入局麻药物以阻滞止血带以下部位肢体的麻醉方法。其适用于能安全放置止血带的远端肢体手术。受止血带限制,手术时间一般在1~2小时内为宜,如果合并有严重的肢体缺血性血管疾患则不宜选用此法。下肢主要用于足及小腿手术,采用小腿止血带,应放置于腓骨颈以下,避免压迫腓浅神经。

【注意事项】

同局部浸润麻醉。

【实训作业】

试述局部浸润麻醉与区域阻滞的选择原则。

实训三　指(趾)神经阻滞

案例引入

患者,男,28岁,右手示指切割伤3小时。

试思考:

1.手外伤现场处置有哪些要点?

2.该患者应采用哪种局麻方法?

【实训目标】

1.掌握指(趾)神经阻滞的应用解剖及基本操作方法。

2.掌握指(趾)神经阻滞的注意事项。

3.了解神经阻滞的概念及常用的神经阻滞方法。

【实训方法】

1.教师讲述神经阻滞的概念、常用神经阻滞方法及指(趾)神经阻滞的应用解剖,示范指(趾)神经阻滞的操作方法,并在演示过程中讲述注意事项

2.学生分组在模拟人上进行指(趾)神经阻滞的操作,一名同学操作并口述相关步骤的注意事项,另一名同学协助,其他同学注意观察主操者动作是否规范,依次轮流完成指(趾)神经阻滞操作。

3.操作结束后,按照实训报告书写的要求如实记录。

【实训准备】

模拟人或动物、5 mL无菌注射器、麻醉药物(2%利多卡因)、口罩、帽子、无菌手套、手术包(至少包括无菌镊子、干棉球或纱布、洞巾)、消毒液。

【实训内容】

一、引言

将局麻药物注射于神经干、丛、节的周围,阻滞其冲动传导,使受该神经支配的区域产生麻

醉作用的过程,称神经阻滞。神经阻滞只需注射一处,即可获得较大的麻醉区域。临床效果与阻滞程度有关。感觉神经阻滞只产生镇痛作用,感觉和运动神经同时被阻滞产生无痛和运动麻痹作用。其适用于手术部位局限于某一神经干(丛)支配范围内。有引起严重并发症的可能,如:神经或血管的损伤、血管内注药等。故操作时必须熟悉局部解剖,了解穿刺针所要经过的组织,以及附近的血管、脏器和体腔等。常用的神经阻滞有肋间、眶下、坐骨、指(趾)神经干阻滞,颈丛、臂神经丛阻滞,以及诊疗用的星状神经节和腰交感神经节阻滞等。常用的神经阻滞药物有:丁卡因、利多卡因、布比卡因和罗哌卡因等。

二、操作方法

指神经阻滞可在手指根部或掌骨间进行,每指注射局麻药物不超过 5mL,共阻滞 4 根神经。趾神经阻滞可参照指神经阻滞方法。

1. 指根部阻滞

手掌平伸,确定掌指关节远端 1 cm 处的指背外侧,短针与皮肤成 45°角进针,将针抵住指骨根部侧面滑至掌侧根部皮下,术者用手指抵于掌侧可感受到针尖,此时后退 0.2～0.3 cm,注射 1% 利多卡因 1 mL,阻滞掌侧固有神经,再退针恰至进针点,皮下注药 0.5 mL。手指的另一侧如法注射。

缺点是:①需双侧给药,有时所需药量较大,局部肿胀明显;②易损伤神经血管束,形成血肿。曾有报道经手指掌指纹中点入路,将局麻药注射至屈肌腱鞘内,使麻醉药扩散到两侧指神经处,取得了理想的麻醉效果。

2. 掌骨间阻滞

针自手背部插入掌骨间,直达掌面皮下。随着针头推进和拔出时,注射 1% 利多卡因 4～6 mL。

近年来,在神经刺激仪和超声定位引导下进行神经阻滞,改变了传统的凭借"异感"定位,取得了更好的神经阻滞效果。

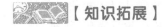 **【知识拓展】**

局部麻醉穿刺引起的并发症

1. 神经损伤

局部麻醉穿刺可直接损伤神经,尤其伴异感时。使用短斜面穿刺针及神经刺激仪定位可减少神经损伤发生率。穿刺时还应避免神经内注射。

2. 血肿形成

周围神经阻滞时偶可见血肿形成,血肿对局麻药扩散及穿刺定位均有影响,因而在穿刺操作前应询问出血史,尽可能采用细穿刺针,同时在靠近血管丰富部位操作时应细心。

3. 感染

操作时无菌原则不严格或穿刺经过感染组织可将感染进一步扩散,因此有局部感染应视为局部麻醉的禁忌证。

【注意事项】

(1)在手指、脚趾、阴茎等处使用局部麻醉药物时禁忌加用肾上腺素，

(2)注药量不能太多，以免血管收缩或受压而引起组织缺血坏死。

【实训作业】

1.试述指(趾)神经阻滞的应用解剖基础。

2.试述为什么在指(趾)神经阻滞中不能应用肾上腺素。

第四章　创伤操作技术

实训一　清创术实训

案例引入

患者，男，36岁。入院前4小时左手不慎被绞入机器，致左手示指及中指挫裂伤，伤口疼痛，流血不止，出血量约100 mL，手指活动障碍。

试思考：

1.患者创口需要进行哪些处理步骤？

2.在对患者进行清创之前需要做哪些工作？

3.清创时特别要检查哪些组织有无损伤？

【实训目标】

1.掌握清创术的目的。

2.掌握清创术的步骤及创面的处理。

3.了解创面局部用药情况。

【实训方法】

1.教师对清创术步骤及注意事项进行讲解。

2.教师进行清创术操作的实训演示。

3.每三名同学为一组，按教师规定的实验步骤利用模型或动物进行操作，由一名同学主操，另两名同学配合并注意观察主操者动作是否规范。

4.操作结束后，按照实训报告书写的格式及内容，将实训的内容和结果及心得体会进行如实记录。

【实训准备】

无菌清创包(包含持针器，有齿镊，无齿镊，止血钳4把，缝合圆、皮针，缝合线，剪刀，引流

68

条,纱布,洞巾,弯盘)、手套(每人 3 副)、肥皂水、生理盐水、3%双氧水、75%乙醇、碘伏、1:5000新洁尔灭溶液、10mL无菌注射器、2%利多卡因、绷带、棉垫、纱布、胶布、毛刷、止血带、消毒钳、引流条或橡皮膜、缝合线、备皮用剪刀或剃刀、针头桶、污物、清创模型或实验动物桶等。

【实训内容】

一、引言

对新鲜开放性损伤及时地经过清洗、切除失活组织、清除伤口内异物、制止出血等措施使之转变为清洁伤口的方法称为清创术,是处理开放性损伤最重要、最基本、最有效的手段,有利于伤口一期愈合,防止感染。清创术的实施应在伤后越早越好,但对于污染轻、局部血液循环良好者,或气候寒冷,或伤后早期应用过抗生素者,或头颈颜面、关节附近有大血管神经等重要结构暴露的伤口者,可适当放宽清创时间。有活动性出血、休克、昏迷的患者,必须首先进行有效的抢救措施,待病情稳定后,及时进行清创。

二、操作方法

(一)操作前准备

1. 全面检查患者、判断伤情

对伤口内有活动性出血的患者可先行压迫、填塞、钳夹等确切有效的方式止血或上止血带,检查创伤远端运动及感觉功能等的情况,判断可能的损伤范围,以确定手术性质。检查是否存在合并伤(颅脑、胸、腹)或深部贯通伤,有无骨折及血管、肌腱、神经损伤,必要时转诊。行必要的辅助检查以明确病情。如有休克,先抢救,再争取清创。

2. 取得知情同意

与患者及家属谈话,告知手术的目的、可能出现的情况,如一期缝合的原则、发生感染的可能性和局部表现、若不缝合下一步的处理方法、对伤肢功能和美容的影响等。争取清醒患者配合,并签署有创操作知情同意书。

3. 物品准备

戴帽子、口罩,准备手术所用物品,洗手(六步洗手法或简易洗手法:洗手液洗手、碘伏消毒),戴无菌手套。

(二)操作步骤

1. 初步处理伤口(戴手套)

(1)清洗伤口周围皮肤:无菌纱布覆盖伤口,用松节油擦去伤口周围皮肤的油污。更换覆盖伤口的纱布,用无菌软毛刷蘸消毒皂液刷洗皮肤,并用生理盐水冲洗 2 遍。之后换毛刷再刷洗 1 遍,用消毒纱布擦干皮肤。3 遍刷洗共约 10 分钟。注意冲洗液不要流入伤口内。有毛发需要先剪去伤口周围毛发。

(2)清洗伤口:移去覆盖伤口的无菌纱布,以生理盐水冲洗伤口。再用 3％双氧水冲洗伤口,直至出现泡沫。再用生理盐水冲洗伤口(双氧水-生理盐水反复 3 次)。伤口内的污物、血凝块和异物可用消毒镊子或小纱布球轻轻除去。用无菌纱布擦干伤口,初步检查伤口内有无活动性出血、异物,有无合并血管、肌腱、神经损伤等,但严禁探查伤道,以防造成伤口污染。

2.再次处理伤口

伤情较重的患者需在手术室进行清创,伤情较轻的患者可在门诊进行。

(1)脱手套洗手:按常规洗手,不戴手套。

(2)消毒铺巾:用碘伏消毒伤口周围皮肤 2～3 遍(消毒范围距伤口≥15 cm),铺无菌巾。

(3)戴无菌手套。

(4)局部麻醉:用 2％利多卡因沿伤口外周距伤口边缘约 1～2 cm 做局部浸润麻醉。

3.清理伤口

修剪创缘皮肤,结扎活动性出血点,渗血处可用温盐水纱布压迫止血,或用凝血酶等局部止血剂止血。去除异物和凝血块,切除失活组织(头面部和手部皮肤要尽量予以保留;坏死的肌肉,应切至出血、刺激肌组织有收缩反应为止),必要时可扩大伤口,以便处理深部创伤组织。污染的骨折端可用刀片刮除、咬骨钳咬除或清洗;污染进入骨髓腔内者,可用刮匙刮除。与周围组织失去联系、游离的小骨片酌情将其摘除;大块游离骨片在清创后用 1‰新洁尔灭浸泡 5 分钟,再用生理盐水清洗后原位回植。浅部贯通伤的出入口较接近者,可将伤道间的组织桥切开,变两个伤口为一个。如伤道过深,不应从入口处清理深部,而应从侧面切开处清理伤道,以防污染伤口。在清理过程中,可根据情况随时用无菌盐水冲洗伤口。

4.再次清洗伤口

用生理盐水冲洗伤口 2～3 次,然后以 1‰新洁尔灭浸泡伤口 3～5 分钟。若伤口污染较重可用 3％双氧水浸泡(有多种消毒剂可用于伤口内清洗,应酌情使用),最后用生理盐水冲洗。

5.组织修复

(1)皮肤重新消毒铺巾,术者更换手套和器械,然后根据各组织的特点进行修复。

骨折:损伤污染严重、受伤时间较长、不易彻底清创者,内固定感染率高,应用时应慎重考虑。

血管:重要血管损伤清创后应在无张力条件下一期吻合。若缺损较多,可行自体血管移植修复。

神经:神经断裂后,力争一期缝合修复。如有缺损,可游离神经远、近端或屈曲邻近关节使两断端靠拢缝合。若缺损＞2 cm,应行自体神经移植。若条件不允许,可留待二期处理。

肌腱:利器切断、断端平整、无组织挫伤者,可在清创后将肌腱缝合。如污染严重,可将断端缝在附近肌肉上(防回缩),待伤口愈合后 1～3 个月做二期修复。

关节囊:污染不重,清创彻底者可做一期缝合,原则上关节腔内不放引流,囊外放乳胶片引流。

(2)缝合伤口。

若有一期缝合指征,则按组织解剖层次行一期缝合。缝合时不应留有死腔,张力也不能太大。开放性关节腔损伤应彻底清洗后缝合;胸腹腔的开放性损伤应彻底清创后,放置引流管或引流条。间断缝合皮肤后酒精消毒、纱布覆盖胶布或绷带固定。

若无一期缝合指征,则消毒皮肤覆盖敷料后胶布或绷带固定。如伤口污染严重或已超过伤后 8～12 小时且清创后仍有可能污染者,需延迟缝合。

6.清创术后

(1)常规应用破伤风抗毒素,如伤口较大、污染严重,应预防性应用抗生素。

(2)更换下来的敷料集中放于弯盘内,倒入污桶(医疗废物处理)。术后用物及时清洗消毒灭菌。

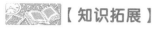【知识拓展】

清创术已有很久的历史,1363 年法国的 Guy de Chauliac 主张清创并扩大伤口以促进引流。到 18 世纪末,清创术在法国已被普遍使用。对污染伤口进行清创的完整概念归功于法国慈善医院外科主任 Pierre Joseph Desault,他主张用刀修整锉灭创缘,切除所有失活组织和异物。俄国军医 Carl Reyher 在 1878 年发表的《枪伤的初期清创术》中阐明清创术和抗菌剂可显著降低死亡率和截肢率。1898 年德国的 Friederic 通过动物实验证实污染伤口进行清创的最有效的时限为伤后 6 小时。他还证明切除坏死肌肉组织的重要性,伤口内存留坏死组织将加重感染。1916 年 Tuffier 发表了延期缝合的论文。1917 年协约国"战伤治疗原则"会议上确定初期缝合只适用于 8 小时内的创口。

⚠️【注意事项】

(1)创伤清创术应尽早施行,越早效果越好。

(2)应严格执行无菌操作规程,认真进行清洗和消毒。

(3)在清理伤口时,必须注意组织失活的判断和考虑形态及功能的恢复,尽可能保留和修复重要的血管、神经、肌腱,较大游离骨片应清洗后放置原位。

(4)除大出血外,不应在上止血带的情况下进行清创,并应彻底止血,以免形成伤口血肿。

(5)缝合时应注意组织层次对合,勿留死腔,避免过大张力。

(6)应在伤口低位放置引流。

(7)皮肤损伤者,可依据患者的全身情况,局部皮肤缺损的大小及部位,采用减张缝合、游离植皮、皮瓣转移等措施修复创面。

(8)注意术后处理及观察。

①术后防治体液代谢和营养代谢失衡,将有助于伤口损伤组织的修复,尤其是严重的开放性损伤。根据血电解质、血红蛋白、血浆蛋白的测定等采取相应措施。

②严重大范围开放性损伤者,应注意维持呼吸功能、循环功能及肝肾功能的稳定。

③防治感染,合理使用抗生素。观察伤口,检查伤口有无红肿、压痛、渗液及分泌物等感染征象。

④对合并神经、血管损伤行修复术者,定期观察伤肢血运、感觉和运动功能;合并骨折进行整复、固定者,应摄片了解复位情况。

【实训作业】

1.分组练习。

2.熟记清创术步骤及注意事项。

【医考真题】

清创的原则中,下列哪项是错误的(　　　)
A.清除伤口内异物
B.切除失活力组织
C.彻底止血
D.根据情况缝合伤口
E.必须放置引流

实训二　创伤现场止血技术

案例引入

患者,男,28岁,因车祸导致左大腿挫裂伤,活动性出血。
试思考:
1.创伤现场对患者进行救治时应注意哪些问题?
2.现场如何对患者进行止血?

【实训目标】

1.掌握创伤现场急救常用止血的方法。
2.掌握现场止血的注意事项。
3.熟悉失血的表现。

【实训方法】

1.教师示范加压包扎止血法、止血带止血和指压动脉止血法。
2.学生分组练习,每两名同学为一组,按照教师规定的实训步骤利用模拟人进行操作,由一名同学主操,另一名同学配合并注意观察主操者动作是否规范。

【实训准备】

实训室、急救包、纱布绷带、纱布、棉垫、止血带、三角巾、胶布等。

【实训内容】

一、引言

出血是创伤的突出表现,而急性出血是外伤后早期致死的主要原因,掌握创伤止血技术并在现场能够正确采用,从而快速、有效地控制外出血,减少血容量的丢失,避免休克的发生,是挽救患者生命的重要保障。

二、止血方法

1. 包扎止血法

包扎止血法适用于表浅伤口出血或小血管出血。操作要点如下。

(1)选用消毒纱布或干净、柔软、吸水性好的敷料盖住伤口,掌根部施压,按压敷料以达到止血的目的。敷料的大小最好超过伤口边缘3 cm。

(2)用绷带或条状布带缠绕,松紧度以能达到止血目的为宜(直接加压法)。

(3)如伤口内有异物,应保留异物并使之固定,然后用绷带间接加压包扎(间接加压法)。

2. 指压止血法

指压止血法仅适用于短时间急救止血,需准确掌握动脉压迫点,用拇指压住出血血管的近心端以阻断血流。

(1)头顶出血:在患者伤侧耳前找到颞动脉,对准下颌关节上方压迫止血。

(2)头颈部出血:在颈根部,气管外侧,找到颈动脉,大拇指放在跳动处向颈椎横突压迫止血。

(3)面部出血:在下颌角前约半寸处找到面动脉,用拇指或示指将面动脉压在下颌骨上止血。

(4)腋窝、肩部及上肢出血:拇指在锁骨上凹向下向后摸到锁骨下动脉,其余四指放在受伤者颈后。拇指向凹处下压,将动脉血管压向深处的第一肋骨上止血。

(5)上臂下端及前臂出血:将上肢外展外旋,曲肘抬高上肢,用拇指或四指在上臂肱二头肌内侧沟处找到肱动脉。将肱动脉压于肱骨上止血。

(6)手部出血:将伤者手臂抬高,双手拇指分别在手腕横纹上方内、外侧找到尺动脉和桡动脉。按压尺动脉或桡动脉止血。

(7)手指出血:拇指和中指分别轻按出血手指两侧即可止血(此方法极易导致手指缺血坏死,仅为大出血难以止血时临时短时间使用)。出血手指加盖敷料后屈入掌内形成紧握拳式亦可止血。

(8)大腿出血:稍屈患者大腿使其肌肉松弛,在大腿根处腹股沟中点稍下方,触摸到股动脉。用两手的拇指重叠或用掌根部施以重力压迫止血。

(9)小腿出血:在腘窝处摸到腘动脉,其余四指握住膝关节,拇指用力压迫腘动脉止血。

(10)足部出血:在足背中间近脚腕处找到足背动脉,在足跟内侧与内踝之间找到胫后动脉。用两手示指或拇指分别压迫止血。

3. 填塞止血法

填塞止血法适用于四肢较大、较深伤口,穿通、盲管伤,出血多、损伤严重者或中等动脉、大静脉、中静脉损伤出血者。还可直接用于不能采用指压止血法或止血带止血法的出血部位,但在创伤现场,不适用于胸腹部止血。

操作时先用无菌的棉垫、纱布等,紧紧填塞在伤口内。记清敷料的数量,敷料的尾端应留在伤口外面以便于取出。再用绷带或三角巾等进行加压包扎,松紧以达到止血目的为宜。

4.止血带止血法

止血带止血法适用于其他止血方式无效、暂不能控制的四肢大血管损伤出血。应用不当可导致肢体坏死。一般放止血带的位置根据受伤部位不同有所不同,上肢位于上臂上 1/3 处,下肢位于大腿中上段。前臂和小腿在外伤情况下,不宜放置止血带。常用的止血带有:橡胶止血带、气囊止血带、表带式止血带和布料止血带等。气囊止血带止血效果最好,且最安全。

操作时选用柔软敷料于患肢上止血带部位作为衬垫。扎止血带,松紧度以断端滴血为宜。或保持压力:成人上肢不超过 300 mmHg,下肢不超过 500 mmHg;儿童减半。记录上止血带的时间,每隔 50 分钟放松 3~5 分钟。

【知识拓展】

成人的血液约占自身体重的 8%,当失血量达到总血量的 20% 以上,会出现明显的休克症状,当失血量达到总血量的 40% 时,就有生命危险。

一般动脉出血表现为喷射状,压力高,出血速度快,短时间失血量大,最为凶险;而静脉出血表现为伤口向外持续缓慢流出暗红色血液;毛细血管出血则表现为创面外渗鲜红色血液,不易找到出血点。但在创伤现场来说,由于受到患者伤情及外界环境的影响,往往不易区分,所以,应根据具体情况单独或联合使用各种止血方法。

一般情况下大多数的外伤,可根据伤口的情况先后采用压迫、填塞止血法基本可以达到止血的效果,只有在其他方法无效时才能采用指压或止血带止血法。

【注意事项】

(1)操作者注意要评估现场环境安全情况,保护现场,并及时拨打报警和急救电话。

(2)操作者要做好防护,用裸露的手处理伤口之后,及时用肥皂水清洗。

(3)迅速判断是否有危及生命的情况,现场只救命,不治伤。

(4)对于多人受伤,要进行基础的检伤分类。

(5)操作前要充分暴露伤口,检查出血部位。

(6)不要用水冲洗伤口(化学伤除外),也不要在伤口上使用药粉。

(7)敷料被血液浸透后,不要去除,而应在上方另加敷料并保持压力。

(8)严禁用电线、铁丝、绳子等代替止血带。

【实训作业】

1.分组练习。

2.熟记创伤现场止血技术的操作要点及注意事项。

实训三 绷带包扎技术

案例引入 ▶

　　患者,男,50岁,劳作时不慎被利器划伤左小腿,入院行清创缝合。
试思考:
1.为该患者进行绷带包扎时应采用哪种包扎方法?
2.包扎时应注意哪些问题?

【实训目标】

1.掌握环形、螺旋、螺旋反折、"8"字、回反包扎法等几种常用绷带的使用技术。
2.掌握绷带包扎的目的。
3.掌握绷带包扎的注意事项。

【实训方法】

1.教师讲解示范绷带的使用方法及注意事项。
2.学生分组练习,教师分别辅导。

【实训准备】

实训室、纱布绷带、弹力绷带、纱布、棉垫、胶布等。

【实训内容】

一、引言

　　绷带包扎是常用的包扎方法,可以起到保护伤口、避免污染、固定敷料或骨折及压迫止血的目的。通常采用纱布绷带,而弹力绷带可用于固定关节扭伤或脱位,一般有伤口时不宜采用。包扎时操作者一般站在患者前面,以便观察,动作应轻巧熟练,不碰触到伤口,以免造成污染和加重伤病员疼痛。包扎部位要准确、牢靠、严密。缠绕绷带时要握紧绷带卷,避免掉落。绷带卷须紧密平贴包扎部位,每圈压力均等,要注意松紧度适宜,过紧则易造成肢体血运障碍和神经受压,过松则容易脱落。

二、包扎方法

1. 环行包扎法

　　环行包扎法是绷带包扎中最常用的方法,也是其他绷带包扎方式的起始。此法适用于伤口较小或肢体粗细比较均匀部位伤口的包扎。

操作时伤口覆盖敷料,一手固定敷料与绷带起始端,另一手持绷带卷轴进行缠绕。首先将绷带一端稍作斜状环绕1～2圈之后,斜出的一角压入环行圈内,继续成环形缠绕直至绷带超出敷料边缘。将绷带尾端从中央纵行剪开或撕开成两条布条形状,先打一结,再缠绕肢体一圈打活结固定,或用胶布固定。检查肢端血运。

环形包扎法

2. 螺旋包扎法

螺旋包扎法适用于伤口较长或肢体、躯干等部位的包扎。

操作时伤口覆盖无菌敷料,环行固定两圈。由肢体远端开始向近端环绕,直至覆盖敷料,每圈压住上一圈的1/2或1/3。固定,检查肢端血运。

3. 螺旋反折包扎法

螺旋反折包扎法适用于肢体粗细不均部位的包扎,比如前臂、小腿部位的伤口。

螺旋包扎法

操作时伤口覆盖无菌敷料,环行固定两圈。由肢体远端开始按螺旋包扎法向近端环绕,环绕时如遇绷带翘起则反折一次。反折时,用左手拇指按住绷带上面的正中,右手将绷带卷向下反折,向后绕并拉紧(注意反折的部位不能在伤口上)。固定,检查肢端血运。

4. "8"字包扎法

"8"字包扎法适用于关节、手足、锁骨骨折等部位的包扎。对于关节扭伤可以采用弹力绷带进行临时固定。

"8"字包扎法

以手部包扎为例:伤口覆盖无菌敷料,环行固定两圈。经手、腕呈"8"字缠绕。固定,检查肢端血运。

5. 回反包扎法

回反包扎法适用于断肢、头部、肢体末端等部位的包扎。

以断肢包扎为例:伤口覆盖敷料,环行固定牢固。左手持绷带一端于肢体后部正中,右手持绷带卷,自后向前至肢体前部正中。固定肢体前部处绷带再向后反折至左手固定处。反复放射性反折,直至敷料完全覆盖。固定,检查肢端血运。

回反包扎法

⚠️ **【注意事项】**

(1)包扎时,必须首先在伤口处放置无菌敷料,不允许使用绷带直接缠绕伤口。

(2)包扎时绷带卷轴向上,自肢体远端向近端缠绕。缠绕时,每绕一圈要遮盖前一圈绷带的1/2或2/3,以使缠绕稳固。

(3)根据肢体的情况,选择合适宽度的绷带和包扎方法,并保持肢体的功能位。

(4)包扎开始和收尾时,要重复缠绕1～2圈做固定。结束时,绷带的尾端要收在肢体的外侧固定,同时注意结不要打在伤口上,或者肢体易受压的部位。

(5)包扎时肢体末端应暴露,以便观察肢体血运、感觉等情况,包扎结束后,要检查暴露的肢体末端血运及感觉等情况。

【实训作业】

1.分组练习。

2.熟记绷带包扎技术的操作要点及注意事项。

【医考真题】

下肢静脉曲张患者深静脉功能试验阳性应采取(　　)

A. 弹性绷带包扎

B. 大隐静脉高位结扎术

C. 大隐静脉高位结扎加静脉整段、分段剥脱切除术

D. 局部注射硬化溶液

E. 以上都不对

实训四　三角巾包扎技术

案例引入▶

患者,男,31岁,不慎被烫伤左手,患处红肿、水泡。

试思考:

1.现场如何对患者进行急救处理?

2.如现场采用三角巾包扎,应如何操作?

【实训目标】

1.掌握常用三角巾的使用技术。

2.掌握三角巾包扎的目的。

3.掌握三角巾包扎的注意事项。

【实训方法】

1.教师讲解示范三角巾包扎的方法及使用注意事项。

2.学生分组练习,教师分别辅导。

【实训准备】

实训室,三角巾、纱布、棉垫、胶布、别针等。

【实训内容】

一、引言

三角巾为一底边 135 cm,两斜边 85 cm,高 65 cm 的等腰三角形,是一种便捷好用的包扎材料。可以起到保护伤口,避免污染,固定敷料或骨折及压迫止血的目的。同时还可作为固定夹板、敷料和代替止血带使用,三角巾使用时包扎面积较大,可对全身各部位进行止血和包扎,尤其适用于对肩部、胸部、腹股沟部和臀部等不易包扎的部位,但三角巾加压效果不如绷带。另外,三角巾还可根据需要制作成条形、燕尾式、环形圈垫使用。包扎伤口时应先加盖敷料然后用三角巾包扎。

二、包扎方法

1. 头顶帽式包扎法

头顶帽式包扎法适用于头部出血的包扎。

操作要点:将三角巾的底边叠成约两横指宽,中点对鼻梁,边缘置于伤病员前额齐眉处,顶角向后盖住头部。三角巾的两底角经两耳上方拉向头后部交叉并压住顶角。在枕骨粗隆下交叉再绕回前额齐眉打结。顶角拉紧,折叠后掖入头后部交叉处内。

2. 头部风帽式包扎

头部风帽式包扎适用于头、颜面、下颏出血的包扎。

操作要点:三角巾顶角与底边中心各打一结。打结的顶角和底边分别置于前额齐眉处和枕后,整理三角巾包住头部。将两底边向面部拉紧,并分别向内折成条状在下颏部交叉后至后枕部。在底边结上打结,结要打在头部的一侧。

3. 双眼包扎法

双眼包扎法适用于双侧及单侧眼部外伤。

操作要点:将三角巾折成约四指宽的长条,中点放于后枕部下。两端自耳下绕向前在双眼处盖眼交叉。自耳上拉向后枕部打结。

4. 双肩包扎法

操作要点:三角巾折叠成燕尾式,燕尾夹尾约 100°～120°左右。燕尾夹角对准颈后正中披在双肩上。燕尾角过肩,由前向后包肩于腋前或腋后,与燕尾底边打结。

5. 单肩(胸)包扎法

操作要点:三角巾折叠成燕尾式,燕尾夹角约 90°,大片置于肩部,大片压住小片。燕尾夹角对准伤侧颈部。燕尾底边两角包绕上臂上部并打结。拉紧两燕尾角,分别经胸、背部至对侧腋前或腋后线处打结。

注:包扎时将大片放于胸部即为单胸包扎法。

6. 胸背部包扎法

操作要点:三角巾折叠成燕尾式,燕尾夹角约 100°。三角巾夹角对准胸骨上凹置于胸前,两燕尾角过肩于背后。将燕尾顶角系带,围胸与底边在背后打结。将一燕尾角系带拉紧绕横带后上提,再与另一燕尾角打结。

注:背部包扎时,把燕尾调到背部即可。

7.侧胸部包扎法

操作要点:三角巾盖在伤侧胸部,顶角绕过伤侧肩部至背部。两底角围胸到背部打结,顶角与底边打结。

8.腹部包扎法

操作要点:三角巾底边在上,两底角绕到腰后打结。顶角向下穿过两腿之间拉向后面与底角结打结。

9.侧臀部(腹部)包扎法

操作要点:三角巾折叠成 60°夹角燕尾式,燕尾夹角朝下对准外侧裤线。大片置于伤侧臀部后压住前面的小片,顶角与底边中央分别过腹腰部到对侧打结,两底角包绕伤侧大腿根打结。

注:将三角巾的大片置于侧腹部,压住后面小片,即为侧腹部包扎法。

10.膝部(肘部)带式包扎法

操作要点:将三角巾折叠成适当宽度的带状。将中段斜放于伤部,两端向后缠绕返回时分别压于中段上下两边。包绕肢体一周打结。

11.手(足)部包扎法

操作要点:三角巾展开平放,手指或足趾尖对向三角巾的顶角。手掌或足平放在三角巾的中央。指(趾)缝间插入敷料。将顶角折回,盖于手背或足背。两底角分别围绕到手背或足背交叉,再在腕部或踝部围绕一圈后在手背或足背打结。

12.前臂悬吊

(1)大悬吊:①三角巾展开,顶角对着伤肢肘关节,一底角置于健侧胸部过肩于背后。②伤臂屈肘(功能位)放于三角巾中部。③另一底角包绕伤臂反折至伤侧肩部,两底角在颈侧方打结挂住手臂,将前臂悬吊于胸前。

(2)小悬吊:①三角巾折叠成适当宽带。②中央放在前臂的下 1/3 处,一底角放于健侧肩上,另一底角放于伤侧肩上并绕颈与健侧底角在颈侧方打结,将前臂悬吊于胸前。

【注意事项】

(1)包扎时必须首先在伤口处放置无菌敷料。

(2)包扎时边要固定,角要拉紧,中心伸展,敷料贴实。

(3)根据肢体的情况,选择合适包扎方法,并保持肢体的功能位。

(4)包扎时肢体末端应暴露,以便观察肢体血运、感觉等情况,包扎结束后,要检查暴露的肢体末端血运及感觉等情况。

【实训作业】

1.分组练习。

2.熟记三角巾包扎技术的操作要点及注意事项。

【医考真题】

第二站　操作:上肢骨折的现场包扎,用三角巾。

实训五　特殊伤口的现场处理

案例引入

患者,男,35岁,工作时不慎伤及右手手指,致右手示指、中指离断伤。

试思考:

1.现场对患者进行急救时应注意哪些问题?

2.如何对患者进行现场处理?

【实训目标】

1.掌握各种特殊伤口的现场处理技术。

2.掌握各种特殊伤口现场处理的注意事项。

【实训方法】

1.教师讲解示范各种特殊伤口的现场处理技术。

2.学生分组利用模拟人及人体模特进行练习。

【实训准备】

实训室、纱布绷带、三角巾、纱布、保护碗、生理盐水、创伤模拟人、胶布等。

【实训内容】

一、引言

创伤是最常见的急症,发生突然,需要及时进行正确、高效地现场急救。尤其是一些特殊伤口,若处理不当,往往会导致再损伤、影响伤情的后续治疗,甚至危及生命。

二、常见特殊伤口的现场处理

1. 存在较大异物伤口的现场处理

操作要点:敷料上剪洞,套过异物,置于伤口上。用敷料卷放在异物两侧挤住异物使其固定。用绷带将异物及敷料卷捆扎固定并包扎伤口。

2. 腹内脏器脱出的现场处理

操作要点:协助患者采用仰卧屈髋屈膝体位以放松腹肌减轻疼痛。在脏器表面覆盖生理盐水纱布(也可用保鲜膜覆盖后再覆盖敷料)。用敷料做合适大小的保护圈,置于脱出脏器的周围以限制其活动。用保护碗盖住脱出的脏器,以防其受压。用宽胶布或三角巾固定。

3. 离断肢体的现场处理

操作要点:止血、包扎肢体断端,将离断肢体用敷料包裹。将包裹好的离断肢体放入密封塑料袋或容器中。将放置肢体的密封塑料袋放入装有冰块的容器中,由专人保管,与患者一同转运至医院。

4. 颅骨骨折的现场处理

操作要点:伤病员平卧,检查气道、意识、呼吸、脉搏,保持呼吸道畅通。呼吸心跳停止者,立即进行心肺复苏。迅速包扎伤口。耳鼻漏者,伤病员出血侧向下侧卧,头部略垫高,不要堵塞。脑组织膨出,盖上保鲜膜,敷料,外套环形圈,再将盆碗扣住脑组织周围,保护脑组织不受压迫和损伤。平卧位固定头部,转运时注意头部略垫高15°。

【注意事项】

(1)存在较大异物的伤口,现场不能拔出异物,以防造成再损伤。

(2)对于腹内脏器脱出的患者,现场严禁将脱出的脏器还纳回腹腔,以免造成污染。

(3)禁止将离断肢体直接放入水、冰、酒精中。

(4)对于颅底骨折伴耳漏、鼻漏的患者,严禁冲洗、堵塞耳道及鼻孔,避免咳嗽、打喷嚏等动作,以防脑脊液回流。

【实训作业】

1.分组练习。

2.熟记常见特殊伤口的处理原则及注意事项。

第五章　心肺脑复苏

患者,男,38岁,因近日工作劳累,今工作过程中突然晕倒,意识不清。

试思考:

1.如何判断患者呼吸心搏骤停?

2.在对患者进行 CPR 之前需要做哪些工作?

3.进行胸外按压时应该注意哪些问题?

【实训目标】

1.掌握心搏骤停的识别指征。

2.掌握初期心肺复苏的基本操作技能。

3.能够指导社区专业及非专业人员学习心搏骤停的自救及启动 EMSS 的知识。

【实训方法】

1.教师对 CPR 步骤及注意事项进行讲解。

2.教师进行 CPR 操作的实训演示。

3.每两名同学为一组,按教师规定的实验步骤利用模拟人进行操作,由一名同学主操,另一名同学配合并注意观察主操者动作是否规范。

4.操作结束后,按照实训报告书写的格式及内容,将实训的内容和结果及心得体会进行如实记录。

【实训准备】

心肺复苏模拟人、呼吸隔离膜、AED、除颤仪、导电胶、简易呼吸器等。

【实训内容】

一、引言

呼吸、心搏骤停时通过人工通气和心脏按压形成暂时的人工循环,从而使患者心脏复跳和自主呼吸恢复所采取的一系列急救措施即为"心肺复苏术"（cardiopulmonary resuscitation，CPR）。因维持脑组织的灌流、恢复中枢神经系统功能是其终极目标，故目前已扩展为"心肺脑复苏"（cardiopulmonary cerebral resuscitation，CPCR）。

二、心肺复苏术的步骤

（一）心搏骤停的识别

1. 意识消失（5 秒内完成）

患者神志突然丧失，轻拍其双肩并大声呼唤，患者无反应；无呼吸或呼吸不正常（喘息）。

2. 大动脉搏动消失（5～10 秒内完成）

一手轻按患者前额，一手在同侧用示指及中指指尖先触及喉结，然后向外滑移 2～3 cm 至气管与颈部肌肉所形成的沟中触摸颈动脉搏动，按压观察（也可在腹股沟韧带内侧的下方用同样指法触摸股动脉搏动）。

3. 自主呼吸停止（5 秒内完成）

侧头，耳部贴近患者口鼻，听患者的呼吸道有无气流通过的声音，以面部感觉患者的呼吸道有无气体排出，观察患者的胸部有无起伏。如胸部无起伏并且听不到气流呼出，则判断为无自主呼吸。

（二）EMSS 的启动

（1）立即拨打急救电话，如有可能，立即进行现场呼救。

（2）如有两名急救人员，一名立即进行 CPR，另一名立即快速求救。

CPR

（三）基本生命支持（初期心肺复苏）

初期复苏即现场急救，整个过程可徒手完成。其主要措施包括开放气道、人工呼吸和人工胸外按压，被称为 ABC 三步曲，即：A（airway，开放气道）、B（breathing，人工呼吸）、C（circulation，人工胸外按压）。自美国心脏协会（AHA）《2010 心肺复苏与心血管急救指南》开始将 ABC 改变为 CAB。

1. 复苏体位摆放

（1）仰卧位：患者去枕仰卧在坚硬平面上，松开衣领及领带等，如进行除颤，则需解开上衣。

（2）俯卧位：将患者双上肢举过头顶伸直，一手保护患者颈部，另一手置于患者身下合适位置将患者轻柔转至仰卧体位。

2. 胸外按压（C）

以成人患者，操作者双膝跪地为例。

（1）操作者一手掌根部置于患者胸骨中下段（两乳头连线中点或剑突上两横指处）。

（2）操作者双手重叠，十指交叉扣起，两臂伸直。双腿间距约与肩同宽。

（3）操作者利用自身上半身重力迅速有力按压 30 次，频率为 100～120 次/分钟，深度为 5～6 cm。

（4）每次按压后让胸部完全回弹，在按压间隙勿倚靠在患者胸部；尽可能减少按压中的停顿，按压中断时间不大于 10 秒。

3. 清除口腔内异物

（1）将患者头偏向一侧。

（2）操作者一手拇指做好防护后压住患者舌及下颌使患者张嘴。

（3）操作者用手指或吸引器清除患者口腔内异物。

4. 开放气道(A)

（1）仰头举颏法：操作者左手小鱼际紧贴患者额头，右手中、示指抬高患者下颌至头后仰 90°。

（2）托下颌法（适用于怀疑颈椎损伤者）：操作者双肘支撑在患者头部平躺平面。双手在患者头部两侧紧握下颌角，用力向上托患者下颌，用拇指分开患者口唇。

5. 人工呼吸(B)

（1）口对口人工呼吸：操作者位于患者一侧，靠近患者肩部，面向患者，将患者头后仰，一手按于前额，用其拇指与示指捏住患者鼻孔，深吸一口气，用口唇把患者的口全罩住，然后缓慢吹气，每次吹气应持续 1~1.5 秒以上，吹气量约 500~600 mL，确保患者胸廓有起伏，连吹 3~4 次后每 5 秒吹 1 次，频率 12 次/分（儿童 20 次/分）。

（2）应用简易呼吸器：一手以"CE"手法固定，一手挤压简易呼吸器，每次送气 400~600 mL，频率 10~12 次/分。

（3）口对鼻人工呼吸：当患者牙关紧闭或口腔有严重损伤时，操作者将把口对口人工呼吸法中吹气时捏闭鼻孔改为用一手将患者下颌上推以紧闭口部，对口吹气改为对鼻孔吹气，其余的操作方法和顺序与口对口人工呼吸相同。呼气时松开上推下颌的手指，使患者口部张开，以利气体排出。

（4）口对口鼻人工呼吸法：主要适用于婴幼儿。

（5）胸外按压与人工呼吸合为一体，同步进行基本生命支持。

①单人徒手心肺复苏：操作者先行胸外按压 30 次后，再连续做口对口（鼻）人工呼吸 2 次。

②双人徒手心肺复苏：一操作者胸外按压，另一操作者进行人工呼吸并监测颈动脉搏动，胸外按压与人工呼吸比例为 30∶2（儿童或婴儿为 15∶2），如此反复循环，不间断。

（6）高级气道进行通气：医护人员可以每 6 秒进行 1 次人工呼吸（每分钟 10 次），同时进行持续胸部按压（即在心肺复苏中使用高级气道）。

6. 电除颤

关于先给予电击还是先进行心肺复苏，AHA 在《2015 心肺复苏指南（CPR）和心血管急救（ECC）指南更新》指出：当可以立即取得自动体外除颤仪（AED）时，对于有目击的成人心脏骤停，应尽快使用除颤器。若成人在未受监控的情况下发生心脏骤停，或不能立即取得 AED 时，应该在他人前往获取以及准备 AED 的时候开始心肺复苏，而且视患者情况，应在设备可供使用后尽快尝试进行除颤。

患者平卧，松解衣领，暴露胸部，取下义齿，去除金属饰物及导电物。

（1）自动体外除颤仪。

①检查 AED 并开机，系统完成自检并语音提示"系统正常"。

②语音提示"安放电极片":取出并展开一体化电极片,根据电极片图示分别将电极片贴于右侧和左侧胸部,注意电极片与皮肤之间不能留有气泡或缝隙。

③分析心电信号:根据语音提示"不要触摸患者,正在分析",等待 AED 检测患者是否有室颤。

④除颤:如 AED 检测到室颤,语音提示"建议电击除颤,不要触摸患者,按除颤键"。操作者确认无人接触患者,并口头警示不能接触患者,按下除颤键,完成除颤。

（2）手动除颤仪。

①检查仪器（电极板完好、导线完整、电量充足）,开机至监护位。

②电极板分别置于心尖部（右手:电极板中线与左腋中线重叠,上缘平乳头）与心底部（左手:电极板中线与右锁骨中线重叠,上缘位于右锁骨下,下缘避开乳头）,确认患者发生心律失常（心室颤动、心室扑动）。

③选择能量。双相波除颤仪:150～200 J;单相波除颤仪:360 J;充电完成有声音或指示灯提示。

④电极板涂以专用导电胶,分别置于心尖部和心底部,用力压紧电极板紧贴皮肤。

⑤再次确认室颤,充电,旁人离开（暂停胸外按压,确定无人接触患者）,放电。完成除颤。

7. 效果评估

每进行五个周期的人工呼吸及心脏按压后,需对抢救效果进行一次评估。

人工心肺复苏有效的标准:①可触及患者大动脉搏动。②患者发绀的皮肤转为红润。③患者散大的瞳孔开始缩小。④患者出现自主呼吸或吞咽、呛咳、皱眉及躁动等反应,甚至意识恢复。

（四）高级生命支持

1. 监测

继续监测心电图、血压、脉搏、血氧饱和度（SpO_2）、呼气末二氧化碳分压、动脉血气、中心静脉压（CVP）、肺动脉压、尿量等。

2. 机械通气和氧疗

现场急救时通常使用面罩、简易球囊维持通气,院内患者的人工呼吸支持常用呼吸机,潮气量为 6～7 mL/kg,或 500～600 mL,吸入氧浓度可达 100%,然后根据血气分析结果进行调整。

3. 药物治疗

心搏骤停患者在进行心肺复苏时应尽早开通静脉通道。如静脉穿刺无法完成,某些复苏药物可经气管给予。

（1）肾上腺素:其为心肺复苏的首选药物。针对不适合电除颤的心律时,及早给予肾上腺素可以增加 ROSC、存活出院率和神经功能完好存活率。常用的给药方法是每次静脉推注 1 mg,每 3～5 分钟重复一次,必要时可逐渐增加剂量至 5 mg。

（2）胺碘酮:对除颤（连续两次）无反应的室颤或无脉室速,考虑给予胺碘酮。首次应用剂量为 300 mg 静脉推注,如无效,10 分钟后重复给药 150 mg,随后按 1 mg/min 静脉点滴 6 h,

再减量 0.5 mg/min,每日最大量<2 g。

(3)利多卡因:若是因室颤或无脉性室性心动过速导致心脏骤停,恢复自主循环后,可以考虑立即开始或继续给予利多卡因。常用剂量为 1~1.5 mg/kg(一般用 50~100 mg)静脉推注,根据患者反应,5~10 min 后可再用 0.5~0.75 mg/kg 静脉推注,1 h 内最大剂量不得超过 300 mg。

(4)纳洛酮:对于已知或疑似阿片类药物成瘾的患者,救治同时可以给予纳洛酮 2 mg 滴鼻或 0.4 mg 肌肉注射,根据患者情况 4 分钟后重复给药。

(4)碳酸氢钠:如心搏骤停或复苏时间过长,或存在严重代谢性酸中毒、高钾血症的患者,可适当补充碳酸氢钠。首次剂量为 1 mmol/kg,在持续心肺复苏过程中每 15 分钟重复 1/2 量,最好根据血液 pH 及动脉血气结果来指导碱性药物的应用,防止产生碱中毒。盲目大量使用碳酸氢钠对复苏不利,在复苏过程中产生的代谢性酸中毒一般可通过改善通气得到缓解,不应过分积极补充碳酸氢钠来纠正。

(5)多巴胺:其用于复苏后的低血压。20~40 mg 静脉推注或 3~10 μg/(kg·min)静脉滴注。

(6)钙剂:其不作为 CPR 的常规药物,仅在有急性高钾血症引起难治性室颤或低钙血症引起心搏骤停的患者使用。可给予 10% 的葡萄糖酸钙溶液稀释后缓慢静脉注射,有洋地黄中毒者禁用。

(7)血管加压素:《2015 心肺复苏指南(CPR)和心血管急救(ECC)指南更新》中指出联合使用加压素和肾上腺素,相比使用标准剂量的肾上腺素在治疗心脏骤停时没有优势。而且,给予加压素相对仅使用肾上腺素也没有优势。因此,已从成人心脏骤停流程中去除加压素。

(五)复苏后处理

心肺复苏后处理原则和措施包括维持有效的循环和呼吸功能,预防再次心搏骤停,维持水、电解质和酸碱平衡,防治脑水肿、急性肾功能衰竭和继发感染等,重点是脑复苏。防治脑缺氧和脑水肿的主要措施包括以下几点。

1.低温

积极采取降温退热措施,如头置冰帽、必要时同时应用冬眠合剂,使体温降至 33~34 ℃左右。

2.脱水利尿

根据不同情况可选用 20% 甘露醇溶液、呋塞米、地塞米松及 50% 葡萄糖溶液等。应注意防止过度脱水,避免造成血容量不足,难以维持血压稳定。

3.防止抽搐

有抽搐者可用地西泮、苯妥英钠或苯巴比妥。

4.减轻脑水肿

应用糖皮质激素,减轻脑水肿。

5.降低颅内压

高压氧仓治疗,改善脑缺氧,降低颅内压。

【知识拓展】

　　1950 年,美国的 Peter Safar 和 James Elam 开始采用人工呼吸来复苏患者,直至 2000 年发展为心肺复苏学,并且每隔五年更新心肺复苏指南。2015 年 10 月 15 日,美国心脏协会(AHA)公布了《2015 心肺复苏指南(CPR)和心血管急救(ECC)指南更新》。包括执行摘要、证据评价与利益冲突管理、伦理学问题、急救系统和持续质量改进、成人基础生命支持和心肺复苏质量(非专业施救者心肺复苏)、成人基础生命支持和心肺复苏质量(医护人员 BLS)、成人高级心血管生命支持、儿童高级生命支持等 15 部分文件。

【注意事项】

　　(1)强调争分夺秒,尽可能减少按压的中断。
　　(2)保证每次按压后胸廓回弹。
　　(3)按压的时间应与回弹的时间保持一致。
　　(4)避免过度通气。
　　(5)心外按压时用力要均匀,不要用力过猛,避免发生肋骨骨折、胸骨骨折,引起气胸、血胸。
　　(6)不要随意移动伤员,如果怀疑有颈椎受损伤时,切勿移动患者的颈部,防止损伤加重。
　　(7)心肺复苏时,施救者要保持镇静、控制情绪,快速对病情做出判断,组织现场人员有条不紊地实施急救,切忌慌乱。
　　(8)密切观察有无并发症,常见的并发症有:心脏破裂、右心室乳头肌断裂、冠状动脉夹层血肿、主动脉破裂或夹层形成等。
　　(9)在条件允许的情况下,救护人员自身应该采取一些个人防护措施。如怀疑患者患有传染病时,不应该施行口对口人工呼吸。

【实训作业】

　　1.熟记处置过程。
　　2.熟练掌握动作要点。
　　3.严禁在活体身上进行心肺复苏的操作练习。

【医考真题】

　　A.降温、脱水
　　B.纠正低血压、强心
　　C.纠正酸中毒
　　D.高压氧舱疗法
　　E.常规给氧
　　1.心肺复苏后脑缺氧应(　　　)
　　2.心肺复苏后循环功能不足应(　　　)

第六章　普外科常用操作技术

实训一　体表肿物切除术

案例引入

患者,女,52 岁,发现右下肢直径约 5 cm 肿物 2 年,边界清楚,质软,无明显压痛。

试思考:

1.常见的体表肿物有哪些?

2.浅表肿物查体需要描述的内容?

【实训目标】

1.掌握体表肿物切除的适应证及手术方法。

2.掌握体表肿物切除的注意事项及术后处理。

3.熟悉局部浸润麻醉、区域神经阻滞、指(趾)神经阻滞的操作方法。

【实训方法】

1.教师回顾性讲述局部浸润麻醉、区域阻滞及指(趾)神经阻滞的操作步骤,讲述体表肿物切除的适应证。演示非感染手术切口的消毒方法及体表肿物的切除方法,在演示过程中讲述注意事项及术后处理。

2.学生分组练习,一名同学操作并口述相关步骤的注意事项,另一名同学协助,其他同学注意观察主操者动作是否规范,依次轮流完成体表肿物切除术的操作。

3.操作结束后,填写病理检查单,将切除病变组织送检,按照实训报告书写的格式及内容,将实训的内容和结果及心得体会进行如实记录。

【实训准备】

模拟模块或动物、5 mL 无菌注射器、麻醉药物、口罩、帽子、无菌手套、手术包(含直、弯血管钳、剪刀、皮钳、纱布、棉球、弯盘、刀柄、手术刀、持针器、缝针、缝线等)、消毒液、病理袋(含固定液)等。

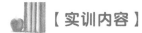【实训内容】

一、引言

体表肿物是来源于皮肤、皮肤附件、皮下组织等表浅软组织的肿物,其治疗方法以手术切除为主,现以脂肪瘤的手术切除为例,介绍体表肿物切除术的方法。

【适应证】表浅脂肪瘤有局部不适症状,如:影响功能、活动和美观;短时间迅速生长,可疑恶变者,均可考虑手术。

二、操作方法

（一）术前准备

清洗局部皮肤,备皮,常规消毒,铺洞巾。局部浸润麻醉或区域阻滞麻醉,如病变在指（趾）上,也可采用神经阻滞麻醉。

（二）手术步骤

（1）于脂肪瘤表面,沿其长轴做切口。
（2）逐层切开皮肤及浅筋膜,直达脂肪瘤的包膜。
（3）沿脂肪瘤的包膜用手指或止血钳行钝性分离。脂肪瘤多呈多叶状.形态不规则,应注意完整地分离出具有包膜的脂肪瘤组织。
（4）用组织钳提起瘤体分离基底,切除肿瘤。
（5）彻底结扎止血后,逐层缝合皮下组织、皮肤。
（6）术后处理:切口敷料妥善包扎。填写病理申请单,将切除病变组织送病理检查。定时换药,根据身体不同部位按期拆线。

【知识拓展】

对于囊肿类肿物,应注意尽量将囊肿完全摘除,否则极易复发。若分离时不慎剥破囊肿,应先用纱布擦去内容物,然后继续将囊肿完全摘除,以减少复发机会。

若送检组织病理检查为恶性,应再次手术扩大切除范围,并行相关后期治疗。如肿物合并感染征象,可考虑给予引流,以防止术后切口感染。如肿物复发,应了解病变性质后,再次手术治疗。

【注意事项】

（1）脂肪瘤血运较为丰富,术中、术后易出血,术中要严格无菌操作,彻底止血,严密缝合,消灭死腔。
（2）缝合、打结动作轻柔,减少脂肪组织割伤,术后加压包扎。
（3）较大的脂肪瘤切除后应予以留置橡皮引流条引流,防止血肿及渗出液的积聚,避免术后出现感染、脂肪液化、切口血肿等并发症。

【实训作业】

1.试述体表肿物切除的手术适应证?
2.试述体表肿物切除的操作要点?

实训二　体表脓肿切开术

案例引入

　　患者,女,42 岁,背部局部肿物 5 天。T 38.6 ℃,肿物直径约为 8 cm,周边界限不清,红肿,压痛明显,波动感阳性。

　　试思考:

　　深部脓肿和浅部脓肿的临床表现特点有哪些?

【实训目标】

1.掌握局部麻醉的操作方法。
2.掌握体表脓肿切开引流术的适应证、禁忌证及手术方法。
3.掌握感染性手术切口的消毒方法。
4.熟悉体表脓肿切开引流术的注意事项及术后处理。

【实训方法】

　　1.教师回顾性讲述局部麻醉的操作方法,讲述体表脓肿切开术的适应证及禁忌证。演示感染性切口的消毒方法和体表脓肿切开的手术步骤,并讲述相关的注意事项及术后处理。

　　2.学生分组练习,一名同学操作并口述相关步骤的注意事项,另一名同学协助,其他同学注意观察主操者动作是否规范,依次轮流完成体表脓肿切开术的操作。

　　3.操作结束后,按照实训报告书写的格式及内容,将实训的内容和结果及心得体会进行如实记录。

【实训准备】

　　模拟模块或动物、5 mL 无菌注射器、麻醉药物、口罩、帽子、无菌手套、手术包(含直、弯血管钳、剪刀、皮钳、纱布、棉球、弯盘、刀柄、手术刀、持针器、缝针、缝线等)、消毒液、凡士林纱条等。

【实训内容】

一、引言

　　急性脓肿是指急性炎症过程中,在组织、器官或体腔内出现的局限性脓液积聚且四周有完整的腔壁。常见致病菌为金黄色葡萄球菌,浅表脓肿高于体表,有红、肿、热、痛和波动感,深部脓肿的波动感不明显,但脓肿表面组织常有水肿和明显的局部压痛,并伴有全身中毒症状。治疗方法为行脓肿切开引流术。

【适应证】浅表脓肿已有波动者,深部脓肿经穿刺证实有脓液者,口底蜂窝织炎、手部感染及其他特殊部位的脓肿,应于脓液尚未聚集成明显脓肿前实施手术,炎性病灶已经化脓形成脓肿,或者脓肿已经自溃而引流不畅时。

【禁忌证】结核性冷脓肿无混合性感染。

二、操作方法

(一)术前准备

(1)洗净局部皮肤,备皮。
(2)局部皮肤常规消毒、铺无菌巾。
(3)沿脓肿周边做区域阻滞麻醉,注意避免刺破脓肿,而导致感染扩散至周围组织。

(二)手术步骤

(1)用尖刃刀先将脓肿切开一小口,再把刀翻转,使刀刃朝上,由里向外挑开脓肿壁,排出脓液。随后用手指或止血钳伸入脓腔,探查脓腔大小,并分开脓腔间隔,使之形成单一的空腔,以利排脓。

(2)根据脓肿大小,在止血钳引导下,向两端延长切口,达到脓腔边缘,把脓肿完全切开。如脓肿较大,或因局部解剖关系,不宜作大切口者,可以作对口引流,使引流通畅。深部脓肿,切开之前先用空针穿刺抽吸,找到脓腔后,将针头留在原处,作为切开的标志,先切开皮肤、皮下组织,然后顺针头的方向,用止血钳钝性分开肌层,到达脓腔后,将其充分切开,并以手指伸入脓腔内检查。

(3)脓肿切开后,用止血钳把凡士林纱条一直送到脓腔底部以压迫止血,另一端留在脓腔外,垫放干纱布包扎。

(4)术后处理:①注意术后有效抗生素的应用和水电解质平衡的维持。②有条件者切开引流时应送脓液培养及药敏试验,其结果对进一步指导用药有重要参考价值。③术后第 2 天起更换敷料,拔除引流条,检查引流情况,并重新放置引流条后包扎。

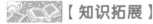 **【知识拓展】**

寒性脓肿

寒性脓肿也称冷脓肿,是与热脓肿相对而言。一般的脓肿局部红、肿、热、痛较为明显,而结核造成的脓肿与一般化脓性感染不同,虽然也有疼痛、肿胀、功能障碍,但常没有红、热等现象,故称"冷脓肿"。

 【注意事项】

(1)切口设计应兼顾有利引流、减少术后瘢痕及神经损伤。

（2）如手术仅为达到脓液充分引流的目的，分离脓腔时避免损伤已形成屏障的其他各间隙脓腔壁，以减少感染扩散的可能。

（3）表浅脓肿切开后常有渗血，若无活动性出血，一般用凡士林纱条填塞脓腔压迫即可止血，不要用止血钳钳夹，以免损伤组织。

（4）放置引流时，应把凡士林纱条的一端一直放到脓腔底，而不要放在脓腔口以免阻塞脓腔，影响引流通畅。引流条的另一端（外段）应予摊开，使切口两边缘全部隔开，不要只注意隔开切口的中央部分，以免切口两端过早愈合，使引流口缩小，影响引流。

（5）对疖痈中央形成黄色脓点，或痈有多发性脓肿，难于穿破皮肤者，可考虑在不损伤周围红肿区的前提下，由变软区做保守性切开、剪去坏死组织和脓栓，借助术后高渗盐水持续湿敷引流，切忌术中钝性分离。

【实训作业】

1. 试述体表脓肿切开引流术的适应证？
2. 试述表浅脓肿切口引流的方法？

【医考真题】

乳腺脓肿切开排脓注意点（　　　）
A. 先穿刺抽脓，证实脓肿存在
B. 用手指探查脓腔，分离多房脓腔
C. 必要时另加切口作对口引流
D. 根据脓肿部位决定切口方向和形状

实训三　胃肠减压术

案例引入 ▶

患者，男，56岁，突发上腹部刀割样疼痛2小时，既往有胃溃疡病史。

试思考：

1. 胃溃疡与十二指肠溃疡如何鉴别？
2. 该患者最有可能的诊断是什么？

【实训目标】

1. 掌握胃肠减压术的操作方法及注意事项。
2. 熟悉胃肠减压的适应证及禁忌证。
3. 了解胃肠减压的原理及作用。

【实训方法】

1.教师讲述胃肠减压的原理、应用、适应证及禁忌证;演示胃肠减压术的操作步骤,并讲述相关的注意事项。

2.学生分组练习,一名同学操作并口述相关步骤的注意事项,另一名同学协助,其他同学注意观察主操者动作是否规范,依次轮流完成胃肠减压术的操作。

3.操作结束后,按照实训报告书写的格式及内容,将实训的内容和结果及心得体会进行如实记录。

【实训准备】

模拟人、治疗盘、胃管、液状石蜡、棉签、纱布、胶布、夹子、镊子、50 mL 无菌注射器、听诊器、治疗巾、弯盘、胃肠减压器。

【实训内容】

一、引言

胃肠减压术是利用负压吸引和虹吸的原理,将胃管自口腔或鼻腔插入,通过胃管将积聚于胃肠道内的气体及液体吸出,是减低胃肠道的压力、改善胃肠壁血液循环、减轻症状、预防并发症、增加手术安全性的一种方法。

【适应证】急性胃扩张、各型胃肠道梗阻、上消化道穿孔的患者;胃部疾病需要排出胃内容物及观察引流物色、量,用以判断病情的患者;较大的腹部手术前,用于防止术中胃扩张,利于手术视野显露和操作,也避免胃内容物反流,引起误吸而导致吸入性肺炎及术后暂时性胃肠麻痹导致的胃肠道过度膨胀,减轻吻合口张力,促进吻合口的愈合;各种类型的急腹症及腹膜炎有明显胀气的患者;昏迷的患者、不能张口的患者(如破伤风患者)及不能经口进食、需要经鼻饲饮食的患者(如:口腔疾患、口腔和咽喉手术后的患者);病情危重的患者及拒绝进食的患者;需要经胃管注入治疗性药物的患者。

【禁忌证】严重的食管静脉曲张者,吞食腐蚀性药物者,鼻咽部肿瘤或急性炎症导致的鼻咽腔阻塞、出血者,食管或贲门狭窄或梗阻者,严重呼吸困难者,近期有上消化道出血者,身体极度衰弱、反应差者,严重心力衰竭及重度高血压患者慎用。

二、操作方法

(1)检查胃管是否通畅。

(2)插管方法如下。

①患者取坐位或斜坡位,胸前铺胸巾,手拿弯盘盛接唾液及呕吐物,清洁鼻孔。

②胃管前端涂以液状石蜡。用左手垫无菌纱布持胃管,右手持镊子夹住胃管前段,沿一侧鼻孔缓缓插入,到咽喉部约 14～16 cm 时,嘱患者头稍向前倾并做吞咽动作,同时将胃管送下。如有唾液可随时吐出。

昏迷患者插管时,应将患者头向后仰,当胃管插入会厌部约 15 cm 时,左手托起患者头部,使下颌靠近胸骨柄,加大咽部通道的弧度,使管端沿后壁滑行,插至所需长度。

③当胃管进入 45~55 cm 时,若患者出现恶心,应暂停片刻,嘱患者深呼吸,随后迅速将胃管插入。测量方法可由传统法从耳垂至鼻尖再至剑突的长度加上从鼻尖至发际的长度为 55~68 cm,术中观察胃管顶端正好在胃窦部,侧孔全部在胃内,有利于引流。

④胃管进入胃中后,开口端接注射器,先回抽,见有胃液抽出,提示插管成功,或将胃管末端置盛水的杯中,观察有无气体逸出,如有大量气体逸出表明误入气管。另外,用注射器从胃管注入 10 mL 空气,同时用听诊器能在胃部听到气过水音也可以判断插管成功。

⑤用注射器抽尽胃内容物后,用胶布将胃管固定在鼻尖部,连接胃肠减压器。

 【知识拓展】

胃潴留

胃潴留又称为胃排空延迟,是指胃内容物积贮而未及时排空。凡呕吐出 4~6 小时以前摄入的食物或空腹 8 小时以上,胃内残留量大于 200 mL 者,表示有胃潴留的存在。可分为器质性与功能性两种。

器质性胃潴留主要表现为胃蠕动增加,包括消化性溃疡所致的幽门梗阻,和胃窦部及其临近器官的原发或继发的癌瘤压迫、阻塞所致的幽门梗阻。功能性胃潴留主要表现为胃张力降低,胃蠕动减少。此外,胃部或其他腹部手术引起的胃动力障碍,中枢神经系疾病、糖尿病所致的神经病变,以及迷走神经切断术等均可引起本病。尿毒症、酸中毒、低钾血症、低钙血症、全身或腹腔内感染、剧烈疼痛、严重贫血以及抗精神病药物和抗胆碱能药物的应用也可导致本病。

⚠ 【注意事项】

(1)插管动作要轻稳,特别是在通过咽喉食管的三个狭窄处时,以避免损伤食管黏膜。操作时强调是"咽"而不是"插"。

(2)患者安装胃肠减压后,应停止口服(包括药物和饮食)。如必须口服药物时,需将药物研碎,溶于水后注入导管,注药后夹闭导管 1~2 小时。

(3)经常检查减压器的吸引作用是否良好、导管是否通畅及有无滑脱等。

(4)使用胃肠减压患者应静脉补液,以维持水、电解质平衡。应密切观察病情、引流物的量和性质,并做好记录。

(5)食道癌手术日早晨常规置胃管时,通过梗阻部位困难时不能强行插入,以免食道穿孔。可将胃管置于梗阻部位上端,待手术中直视下再置于胃中。

(6)随时保持胃管的通畅和持续有效的负压,经常挤压胃管。胃管不通畅时,可用少量生理盐水低压冲洗并及时回抽,避免胃扩张增加吻合张力而并发吻合瘘。胃管脱出后应严密观察病情,不应再盲目插入,以免戳穿吻合口。

(7)妥善固定胃肠减压管,避免受压、扭曲,留有一定的长管,以免翻身或活动时胃管脱出。负压引流器应低于头部。

(8)留置胃管期间,做好口腔护理。

【实训作业】

试述胃肠减压术的适应证和禁忌证？

【医考真题】

急性肠梗阻患者的术前准备（　　　）
A. 禁食、胃肠减压
B. 纠正水电解质紊乱和酸中毒
C. 应用抗生素
D. 应用维生素 C、维生素 K 等

实训四　三腔两囊管技术

案例引入

患者，男，56 岁，有长期大量饮酒史，突发呕血、便血 2 小时。

试思考：

门静脉高压形成的原因有哪些？

【实训目标】

1.掌握三腔两囊管的适应证、禁忌证。
2.掌握三腔两囊管置管的操作方法。
3.熟悉三腔两囊管置管过程中及置管后的注意事项。
4.了解三腔两囊管的结构及止血原理。

【实训方法】

1.教师讲述三腔两囊管的结构、止血原理、适应证及禁忌证。演示三腔两囊管置入的操作步骤，并讲述相关的注意事项。

2.学生分组练习，一名同学操作并口述相关步骤的注意事项，另一名同学协助，其他同学注意观察主操者动作是否规范，依次轮流完成三腔两囊管置入的操作。

3.操作结束后，按照实训报告书写的格式及内容，将实训的内容和结果及心得体会进行如实记录。

【实训准备】

模拟人、治疗盘、无菌碗、三腔两囊管、纱布、短镊子、生理盐水、无菌注射器、液状石蜡、棉

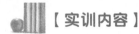

签、胶布或固定套、弹簧夹、血管钳、治疗巾、小弯盘、负压吸引器、血压计、听诊器、牵引架、滑轮、绷带、牵引物。

【实训内容】

一、引言

三腔两囊管近端有三个管腔,分别通向胃管、胃气囊及食管气囊,两囊指的是胃气囊及食管气囊。中间的管道最长,直至头端,此腔作用是抽吸胃内容物、冲洗胃腔。第二个管腔前端有一气囊,充气后成圆形,称胃气囊,起压迫胃底和固定作用。第三个管腔前端也有一个气囊,充气后呈长条形,称食管气囊,起压迫食管下段作用。三腔两囊管头端有一金属标记,在 X 线下可以明确三腔两囊管头端所处的位置。

【适应证】用于抢救胃底食管曲张静脉破裂出血,且药物治疗无效的患者。

【禁忌证】神志不清、小儿等不能配合者,冠心病、高血压及心功能不全者慎用

二、操作步骤

(1)认真检查三腔两囊管气囊有无松脱、漏气,充气后膨胀是否均匀,通向食管囊、胃囊和胃腔的管道是否通畅。找到管壁上 45 cm,60 cm,65 cm 三处的标记及三腔通道的外口。将胃囊及食管囊内气体抽尽,再用液状石蜡油抹三腔两囊管及患者鼻腔,使其润滑。

(2)患者取半卧位,三腔两囊管由鼻孔咽入,其头端到达咽部时嘱患者做连续吞咽动作,不断咽下少量水,有助于三腔两囊管顺利下行。使三腔管顺利送入至 60～65 cm 时,注射器回抽,如能由胃管腔抽出胃内容物,表示管端已进入胃。

(3)用注射器先向胃气囊内注入空气 250～300 mL(囊内压 5.33～6.67 kPa),使胃气囊充气,用血管钳将此管腔钳住,然后将三腔两囊管缓慢向外牵拉,感觉有中等度弹性阻力时,表示胃气囊已压于胃底贲门部,用胶布将管固定于鼻孔外,再以 0.5 kg 重砂袋通过滑车持续牵引三腔两囊管,以达到充分压迫之目的。

(4)此时如果止血确切,患者血流动力学渐趋平稳,胃腔内灌洗液中不再有新鲜血液流出,无需向食管气囊内注气。如患者仍有呕血,说明食管部位也有出血灶,应向食管气囊中注入空气 100～200 mL(囊内压 4～5.33 kPa),以压迫食管下段内壁曲张的静脉。

(5)调整好牵引力,固定牵引装置。一般临床使用的 500 mL 玻璃输液瓶中加入 200 mL 水后的重量约 0.5 kg,如需调节牵引力,增减瓶中的液体即可。

(6)每 2～3 小时检查气囊内压力一次,如压力不足应及时注气增压,胃吸引管接持续负压吸引,每 30 分钟用 40 mL 冷盐水冲洗胃管一次,应保持胃处于空虚状态。

(7)出血停止 24 小时后,可放去食管囊内的气体,放松牵引,继续观察 24 小时,确无出血时再将胃气囊放气。放气时应先松弛牵引力,而后放出气囊内气体,以免放气后牵引力致气囊上滑至咽喉部而引起窒息。排气后可将胃管向内送入少许,以改善食道、胃底黏膜血循环,也可防止黏膜与气囊粘连,避免拔管时黏膜撕脱。一般放气时先放食管气囊,后放胃气囊。在消除气囊压力后,抽吸胃内容或者灌洗胃腔,以了解胃内是否还有出血。拔管时将气囊内之余气抽净。嘱患者口服石蜡油 20～30 mL,再缓慢的拔出管子。

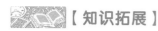【知识拓展】

急性上消化道出血的病因诊断

1. 消化性溃疡(PU)

消化性溃疡出血约占上消化道出血病例的 50%，其中尤以十二指肠球部溃疡(DU)居多。十二指肠球部后壁或胃小弯穿通性溃疡腐蚀黏膜下小动脉和静脉可致危及生命的大量出血。

2. 食管、胃底静脉曲张破裂出血(EVB)

食管、胃底静脉曲张破裂出血绝大多数是由于肝硬化、门脉高压所致。但是肝硬化并发上消化道出血并不完全是由于食管、胃底静脉曲张破裂，有 1/3 病例合并消化性溃疡或糜烂性胃炎出血，又称为门脉高压性胃病。

3. 急性胃黏膜出血(AGMB)

急性胃黏膜出血包括急性应激性溃疡和急性出血糜烂性胃炎。

急性应激性溃疡是指应激状态下，胃和十二指肠的急性溃疡。应激因素常见有烧伤、外伤或大手术、休克、败血症、中枢神经系统疾病以及心、肺、肝、肾功能衰竭等严重疾患。严重烧伤所致的应激性溃疡称 Curling 溃疡，颅脑外伤、脑肿瘤及颅内神经外科手术所引起的溃疡称 Cushing 溃疡。临床主要表现是难以控制的出血，多数发生在疾病的第 $2\sim15$ 天。因患者已有严重的原发疾病，故预后多不良。

急性糜烂性胃炎(急性出血糜烂性胃炎)：凡有应激反应、酗酒或服用某些药物(如：阿司匹林、消炎痛、利血平、肾上腺皮质激素等)皆可引起出血糜烂性胃炎。病灶多表浅，呈多发点、片状糜烂和渗血。

4. 胃癌

胃癌多数情况下伴有慢性、少量出血，但当癌组织糜烂或溃疡侵蚀血管时可引起大出血。

5. 食管裂孔疝

食管裂孔疝多属食管裂孔滑动疝，胃食管反流可并发食管糜烂甚至形成溃疡。受损的食管以及疝囊的胃出现炎症可出血。以慢性渗血多见，有时也可见大量出血。

6. 食管-贲门黏膜撕裂症

本症是引起上消化道出血的重要病因之一，约占 8%。酗酒是重要的诱因。其多数发生在剧烈干呕或呕吐后，出血量有时较大甚至发生休克。

7. 胆道出血

胆管结石、癌及出血性胆囊炎以及肝脏化脓性或癌性病变可引起胆道出血。临床表现特点是出血前有右上腹绞痛、发热、黄疸等典型的胆囊炎胆石症症状；出血后血凝块可阻塞胆道，使出血暂停，血凝块排出胆道后，再度出血。

8. NSAID 相关性消化道出血

危险因素：高龄、NSAID 药物种类、大剂量或多种 NSAID 药合用、长期服用 NSAID 药、溃疡病史及联合应用皮质激素。可能危险因素：吸烟、饮酒、抗凝治疗及 Hp 感染等，NSAID 也可引起下消化道出血。

9. 血管畸型

血管畸型如恒径小动脉溃破(Dieulafoy病)、遗传性毛细血管扩张症、胃窦血管扩张等。

【注意事项】

(1)对躁动不安或不合作患者,可肌肉注射安定5～10 mg。清除鼻腔内的结痂及分泌物。操作时手法要温柔,避免咽腔及食道撕裂伤。

(2)胃囊充气不够,牵拉不紧,是压迫止血失败的常见原因,如胃囊充气量不足且牵拉过猛,可使胃囊进入食管下段,挤压心脏,甚至将胃囊拉至喉部,引起窒息。预防的方法是避免牵引过度。一旦发生窒息,应迅即放出囊内气体,并尽快将三腔二囊管拔出。床头应常规放置剪刀,以备紧急时将三腔二囊管三条管道一并迅速剪断。

(3)连续压迫时间一般不能超过12小时。每隔12小时需放气10～20分钟,以免食管和胃黏膜受压缺血时间过长引起坏死。三腔两囊管一般放置24小时,尽量不超过3～5日,连续压迫超过7天放气后仍出血者应考虑手术治疗。

(4)留置三腔两囊管后,应定时抽吸胃内容物以观察胃腔内有无出血迹象,必要时可用生理盐水灌洗后抽吸,如果持续能从胃腔内抽吸到鲜血,患者的生命体征有赖输血维持时应考虑急诊手术干预。

(5)因食管气囊压力过高或胃气囊向外牵拉过大压迫心脏,可能出现频繁性早搏,此时应放出囊内气体,将管向胃内送入少许后再充气。

(6)在气囊压迫期间应静脉输液,保持水电解质平衡和营养支持。出血停止后可酌情从胃管进行肠内营养支持。

(7)在气囊压迫期间应强调不允许患者经口咽下任何物质,包括唾液,以免误吸引起肺部感染,口内存有过量唾液时应令患者随时吐出或用吸引器吸出。

(8)拔管时应认真观察气囊上血迹的位置和大小,以利于判断出血的部位,如再次出血可再次放置三腔两囊管或手术。

【实训作业】

1.试述三腔两囊管置入的并发症?
2.试述使用三腔两囊管的注意事项?

实训五　直肠指诊

案例引入

患者,男,76岁,排便时肛门疼痛并大便带血1年。

试思考:

下消化道出血的常见原因有哪些?

【实训目标】

1.掌握直肠指诊的适应证及禁忌证。

2.掌握直肠指诊的常用体位及检查方法、内容。

3.熟悉直肠指诊的临床应用。

【实训方法】

1.教师讲述直肠指诊的适应证、禁忌证及临床应用。演示直肠指诊的常用体位及检查方法,并讲述指诊检查的内容。

2.学生分组练习,一名同学操作并口述相关步骤的注意事项,另一名同学协助,其他同学注意观察主操者动作是否规范,依次轮流完成直肠指诊的操作。

3.操作结束后,按照实训报告书写的格式及内容,将实训的内容和结果及心得体会进行如实记录。

【实训准备】

模拟人、检查床(包括截石位指诊的特殊用床)、润滑油(目前多为石蜡油)、检查用手套(多为清洁的橡胶手套)等。

【实训内容】

一、引言

直肠指诊(DRE)包括肛门周围指诊及直肠腔内指诊,在肛肠疾病诊治过程中具有十分重要的作用;同时其也是最经济、最实用的检查方法,具有较强的直观性和可靠性,是器械所不可代替的检查方法。据统计,约70%的直肠癌可在直肠指诊时被发现,而85%的直肠癌延误诊病例是由于未做直肠指诊。

【适应证】肛门疾病症状者:便血、里急后重、黏液血便、疼痛、搔痒渗液、肿物、溃烂等;考虑泌尿前列腺疾病者;老年人长期卧床便秘排出困难,伴腹痛者;某些妇产科等专科疾病检查;普外科,急腹症协助检查者。

直肠指诊的常用体位如下。

1. 膝胸位

患者双膝跪于检查床上,头颈部及胸部垫枕,双前臂屈曲于胸前,臀部抬高,是检查直肠肛管的最常用体位,肛门部显露清楚,也是前列腺按摩的常规体位。

2. 左侧卧位

患者左侧卧位,左下肢略屈,右下肢屈曲贴近腹部。

3. 截石位

患者仰卧于专用检查床上,双下肢抬高并外展,屈髋屈膝,是直肠肛管手术的常用体位,双合诊检查也选择该体位,有腹腔疾患或不便于改换体位时可用此式,对身体虚弱者尤为适用。

二、检查方法及内容

1. 肛门视诊

患者侧卧位,用手牵拉双侧臀部,充分暴露肛管进行观察,有无裂口、溃烂、肿物、瘘管外口、黏液、血迹等。

2. 肛周指诊

患者侧卧检查床上,暴露肛门,检查者右手戴手套,示指涂以润滑油,然后轻柔肛周皮肤,令患者张口深呼吸,放松腹部。如有压痛常提示肛周感染、血栓痔、肛门裂等,条索状物常为瘘管。

3. 直肠指诊

肛缘周围检查完后,检查者右手示指轻压患者肛门,将手指进入肛管直肠,应注意检查的次序及内容。

(1)肛门括约肌松紧度:正常直肠仅能伸入一指头,若括约肌松弛失去弹性,可容2～3指。若伸入一指困难,患者肛管疼痛,提示肛门括约肌痉挛、肛管狭窄或肛裂。

(2)肛门直肠环:此环是由肛门内括约肌,外括约肌和耻骨直肠共同构成,呈环状,其后方发达,故易触及。此环对人体生理结构极为重要,手术时不能损伤或切断。

(3)直肠前后二侧壁:检查时移动手指从一侧转向另一侧,后侧转向前侧,注意有无触痛及其位置、范围,如触及肿块需注意其大小、硬度、表面光滑度、活动度、波动感、肠腔是否狭窄,直肠前壁男性为前列腺,检查时注意大小、硬度、压痛、结节、中央沟否存在。

(4)手指抽出后,查看指套是否沾染黏液血迹,必要时化验检查。

【知识拓展】

直肠指诊在其他专业的应用

直肠指诊除了用于肛门直肠疾病的检查外,下列专业也常常用到直肠指诊。

泌尿科:了解前列腺的大小、质地、结构、压痛感及有无肿块存在,从而得知患者是否患前列腺肥大、前列腺炎,甚至前列腺癌。

妇科:检查女性的盆腔脓肿、盆腔炎等疾病。未婚女性做妇检时,通常采用直肠指检,查清子宫及盆腔的一些情况。

骨科:骨盆骨折的患者,合并骶尾部有明显压痛时,要警惕骶骨、坐骨等骨折引起的直肠裂伤,肛诊时可以扪及骨折断端,而且指套上也可能沾有血迹。

其他:转移癌、腹腔内恶性肿瘤,如胃癌等,发生种植转移时(子宫直肠窝或膀胱直肠窝内),指检于直肠前壁能触及质地坚硬的肿物。

有些患者出现不明原因的高热、抽搐、昏迷等,通过指检如发现直肠内有脓血便或果冻样黏液,提示中毒性痢疾,指导进一步的检查和治疗。

【实训作业】

试述直肠指诊的常用体位及检查内容?

【医考真题】

A.直肠癌

B.肛瘘

C.直肠息肉

D.肛裂

E.内痔

1.直肠指诊可扪及索条状物可能为（   ）

2.直肠指诊时肛门剧痛可能为（   ）

3.直肠指诊时指套上染有脓血可能（   ）

4.直肠指诊时基本正常（   ）

实训六 腹腔穿刺与腹腔灌洗术

案例引入

患者,男,28岁,车祸致上腹部疼痛3小时。腹部彩超提示腹腔内积液。

试思考:

1.外伤性腹腔积液产生的原因有哪些?

2.试述腹外伤诊断思路?

【实训目标】

1.掌握腹腔穿刺及腹腔灌洗术的适应证及禁忌证。

2.掌握腹腔穿刺及腹腔灌洗术的常用部位、体位。

3.掌握腹腔穿刺及腹腔灌洗术的操作方法。

4.熟悉腹腔穿刺及腹腔灌洗术的注意事项。

【实训方法】

1.教师讲述腹腔穿刺及腹腔灌洗术的适应证、禁忌证。演示操作常用的部位、体位和操作步骤,并讲述不同部位穿刺的层次及相关注意事项。

2.学生分组练习,一名同学操作并口述相关步骤的注意事项,另一名同学协助,其他同学注意观察主操者动作是否规范,依次轮流完成腹腔穿刺及腹腔灌洗术的操作。

3.操作结束后,按照实训报告书写的格式及内容,将实训的内容和结果及心得体会进行如实记录。

【实训准备】

模拟人或动物、腹腔穿刺包、无菌手套、口罩、帽子、2%利多卡因、5 mL 无菌注射器、

20 mL无菌注射器、50 mL无菌注射器、消毒用品、胶布、盛器、量杯、弯盘、500 mL生理盐水、腹腔内注射所需药品、无菌试管数只(留取常规、生化、细菌、病理标本)、多头腹带等。

【实训内容】

一、引言

腹腔穿刺术是借助穿刺针直接从腹前壁刺入腹膜腔,从而诊断腹腔内疾病或进行治疗的一项技术操作,确切的名称应该是腹膜腔穿刺术。腹腔灌洗术则是经上述腹腔穿刺置入的管道向腹膜腔内缓慢灌入生理盐水,利用虹吸作用使腹膜腔内液体流回输液瓶中,借以判断病情的方法。其目的是明确腹腔积液的性质,找出病原,协助诊断;适量的抽出腹水,以减轻患者腹腔内的压力,缓解腹胀、胸闷、气急、呼吸困难等症状,减少静脉回流阻力,改善血液循环;向腹膜腔内注入药物;注入一定量的空气以增加腹压,促进肺空洞的愈合,在肺结核空洞大出血时,人工气腹可作为一项止血措施;施行腹水浓缩回输术;诊断性(如腹部创伤时)或治疗性(如重症急性胰腺炎时)腹腔灌洗。

【适应证】

(1)腹水、腹腔积液等原因不明,或疑有内出血者。

(2)大量腹水引起难以忍受的呼吸困难及腹胀者。

(3)需腹腔内注药或腹水浓缩再输入者。

【禁忌证】

(1)既往手术史或炎症史导致广泛腹腔粘连者。

(2)严重腹内胀气者。

(3)躁动、不能合作或有肝性脑病先兆者。

(4)包虫病及巨大卵巢囊肿者。

(5)大量腹水伴有严重电解质紊乱禁忌大量放腹水者。

(6)中、晚期妊娠者。

二、穿刺方法

1. 常用部位

(1)脐下穿刺点:此穿刺点位于脐与耻骨联合上缘间连线的中点上方1 cm、偏左或右1～2 cm处,此处无重要器官,穿刺较安全。

(2)左下腹部穿刺点:此穿刺点位于脐与左髂前上棘连线的中1/3与外1/3交界处,此处可避免损伤腹壁下动脉,肠管较游离不易被损伤。放腹水时通常选用此穿刺点。

(3)侧卧位穿刺点:此穿刺点位于脐平面与腋前线或腋中线交点处,此处穿刺多适于腹膜腔内少量积液的诊断性穿刺。

2. 常用体位

根据病情和需要可取坐位、半卧位、平卧位,并尽量使患者舒服,以便能够耐受较长的操作时间。对疑为腹腔内出血或腹水量少者行实验性穿刺,取侧卧位为宜。

3. 穿刺层次

(1)脐下方穿刺点层次:皮肤、浅筋膜、腹白线或腹直肌内缘(如旁开 2 cm,也有可能涉及腹直肌鞘前层、腹直肌)、腹横筋膜、腹膜外脂肪、壁腹膜,进入腹膜腔。

(2)左下腹部穿刺点层次:皮肤、浅筋膜、腹外斜肌、腹内斜肌、腹横肌、腹横筋膜、腹膜外脂肪、壁腹膜,进入腹膜腔。

(3)侧卧位穿刺点层次:同左下腹部穿刺点层次。

4. 操作步骤

(1)消毒、铺巾:用碘伏在穿刺部位,自内向外进行皮肤消毒,消毒范围直径约 15 cm,重复消毒 3 次,打开腹穿包,戴无菌手套,检查器械是否齐全,铺无菌孔巾,并用无菌敷料覆盖孔巾有孔部位。

(2)局部麻醉:术者核对麻药名称及药物浓度,助手撕开一次性使用注射器包装,术者取出无菌注射器,助手掰开麻药安瓿,术者以 5 mL 注射器抽取麻药 2 mL,自皮肤至腹膜壁层以 2%利多卡因做局部麻醉。

(3)穿刺:术者左手固定穿刺部皮肤,右手持针经麻醉处垂直刺入腹壁,待针锋抵抗感突然消失时,穿刺针已穿过腹膜壁层,退出针芯,继续向腹腔内送入引流管,变化位置抽取腹腔积液,留样送检。

诊断性穿刺,可直接用 20 mL 或 50 mL 注射器及适当针头进行。如行腹腔灌洗时,需置入引流管;大量放液时,可将穿刺引流管固定于腹壁,外接引流袋,以输液夹调整速度,将腹水引出至引流袋内,记量并送化验检查。

腹腔内积液较少,腹腔穿刺后无液体抽吸出,需进行腹腔灌洗。上述置入的腹腔引流管外接输液瓶,向腹腔内缓慢灌入 500~1000 mL 无菌生理盐水,然后将输液瓶放低,借虹吸作用使腹腔灌洗液流回输液瓶中。取瓶中液体进行肉眼或显微镜下检查,必要时涂片、培养或测定淀粉酶含量。此法对腹腔内少量出血者比一般诊断性穿刺更可靠,有利于早期诊断并提高准确率。检查结果符合以下任何一项,即属阳性:①灌洗液中有肉眼可见的血液、胆汁、肠内容物或证明是尿液;②显微镜下红细胞计数超过 100×10^9/L 或白细胞计数超过 0.5×10^9/L;③淀粉酶超过 100 个 Somogyi 单位;④灌洗液中发现细菌。

(4)术后处理:放液完毕,拔出引流管,穿刺点用碘伏消毒后,覆盖无菌纱布,稍用力压迫穿刺部位数分钟,用胶布固定,如需反复放液,需将腹腔引流管缝合固定于腹壁。放液完毕后,测量腹围、脉搏、血压、检查腹部体征,如无异常情况,送患者回病房,嘱患者卧床休息,观察术后反应。

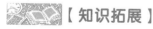 【知识拓展】

非外伤性腹腔积液产生的原因

1. 门静脉压力增高

正常时肝窦压力十分低(0~2 mmHg),门静脉高压时,肝窦静水压升高(门脉压力 10 mmHg,是腹腔积液形成的基本条件),大量液体流到 Disse 间隙,造成肝脏淋巴液生成过多。当胸导管不能引流过多的淋巴液时,就从肝包膜直接漏入腹腔形成腹腔积液。肝窦压升高还可引起肾减少对钠的排泄,加重水钠潴留。

2. 内脏动脉扩张

肝硬化早期阶段，内脏血管扩张，通过增加心输出量和心率等，将有效血容量维持在正常范围。肝硬化进展期，内脏动脉扩张更明显，导致有效动脉循环血容量明显下降，动脉压下降，进而激活交感神经系统、肾素-血管紧张素-醛固酮系统、增加抗利尿激素（ADIH）释放来维持动脉压，造成肾血管收缩和钠水潴留。门脉高压与内脏血管扩张相互作用，改变了肠道的毛细血管压力和通透性，有利于液体在腹腔积聚。

3. 血浆胶体渗透压降低

肝硬化患者摄入减少，肝储备功能下降，合成白蛋白的能力下降，导致血浆白蛋白降低，进而血浆胶体渗透压降低，大量的液体进入组织间隙，形成腹腔积液。

4. 其他因素

血浆中心钠素相对不足和机体对其敏感性降低、雌激素灭活减少、抗利尿激素分泌增加导致的排水功能障碍和前列腺素分泌减少，造成肾血管收缩，肾脏灌注量下降，肾血流量重新分布，均与腹腔积液的形成和持续存在有关。

【注意事项】

（1）穿刺前排空小便，以免穿刺时损伤膀胱。

（2）左下腹穿刺点不可偏内，避开腹壁下血管，但又不可过于偏外，以免伤及旋髂深血管。

（3）进针速度不宜过快，以免刺破漂浮在腹水中的乙状结肠、空肠和回肠，进针深度视患者具体情况而定。

（4）术中密切观察患者，如有头晕、心悸、恶心、气短、脉搏增快及面色苍白等，应立即停止操作，并进行适当处理。

（5）放液不宜过快、过多，初次放腹水者，一般不要超过 3000 mL（但有腹水浓缩回输设备者不限此量），并在 2 小时以上的时间内缓慢放出，放液过程中要注意腹水的颜色变化。

（6）大量放液需放置多头腹带，放液中逐渐紧缩多头腹带。以防腹压骤降，内脏血管扩张而引起休克。

（7）放腹水时若流出不畅，可将穿刺针稍作移动或稍变换体位。

（8）放液前后均应测量腹围、脉搏、血压、检查腹部体征，以便观察病情变化。

（9）术后嘱患者平卧，并使穿刺孔位于上方以免腹水继续漏出；对腹水量较多者，为防止漏出，在穿刺时即应注意勿使自皮肤到腹膜壁层的针眼位于一条直线上，方法是当针尖通过皮肤到达皮下后，即在另一手协助下，稍向周围移动一下穿刺针头，而后再向腹腔刺入。如遇穿刺孔持续有腹水渗漏时，可用蝶形胶布或火棉胶粘贴。

（10）注意无菌操作，以防止腹腔感染。

（11）腹水为血性者于取得标本后，应停止抽吸或放液。

【实训作业】

试述腹腔穿刺术的常用部位、常用体位及穿刺层次。

【医考真题】

下列哪几项急腹症在诊断有困难时,可采用诊断性腹腔穿刺(　　)

A. 机械性肠梗阻

B. 腹腔内出血

C. 消化道大出血

D. 急性腹膜炎

第七章　胸外科常用操作技术

实训一　胸膜腔穿刺术

案例引入▶

　　患者,男,18岁,身高186 cm,体重68 kg。上大学体育训练课时,突然出现右胸疼痛,继之胸闷、呼吸困难。

　　试思考:

　　1.气胸的分类有哪些?

　　2.什么是自发性气胸?

【实训目标】

1.掌握胸膜腔穿刺的适应证。

2.掌握胸膜腔穿刺的基本操作技能。

【实训方法】

1.教师对胸膜腔穿刺的步骤及注意事项进行讲解。

2.教师进行胸膜腔穿刺操作的实训演示。

3.学生分组练习,每两名同学为一组,按胸膜腔穿刺步骤在模拟人上进行操作,由一名同学主操,另一名同学协助并注意观察主操者动作是否规范。操作完成后两名同学互换角色再做一遍。

4.操作结束后,按照实训报告书写的格式及内容,将实训的内容和结果及心得体会进行如实记录。

【实训准备】

　　模拟人、胸膜腔穿刺包、无菌胸膜腔引流管及引流瓶、皮肤消毒剂、麻醉药、无菌棉球、手套、洞巾、注射器、纱布及胶布。

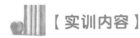【实训内容】

一、引言

胸膜腔穿刺术,简称胸穿,是指对有胸膜腔积液(或气胸)的患者,为了诊断和治疗疾病的需要而通过胸膜腔穿刺抽取积液或气体的一种技术。

【适应证】

(1)外伤性血气胸的患者。

(2)诊断性:原因未明的胸膜腔积液患者,可做诊断性穿刺,做胸水涂片、培养、细胞学和生化学检查以明确病因,并可检查肺部情况。

(3)胸膜腔积液(气)的患者。

【禁忌证】

(1)对麻醉药品过敏者。

(2)凝血功能异常,易引起出血者。

(3)严重心肺功能不全者。

(4)穿刺部位有感染者。

在实际工作中根据患者的病史、症状、体征及辅助检查(胸部 X 片、CT)诊断明确,确定有胸膜腔穿刺手术指征,穿刺前应与患者或患者委托代理人进行沟通,签署手术知情同意书。

二、操作方法

1. 体位

患者取坐位面向椅背,两前臂置于椅背上,前额伏于前臂上(图 1-7-1-1)。不能起床患者可取半坐位,患者前臂上举抱于枕部。

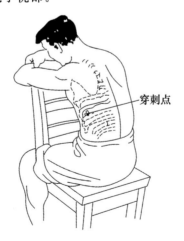

穿刺点

图 1-7-1-1　体位与穿刺点

2. 穿刺点选择

(1)气胸:其穿刺点选在胸部叩诊过清音或鼓音最明显部位进行,锁骨中线与第二肋间交汇点(为了避开心脏、血管、和神经)。

(2)液胸:其穿刺点选在胸部叩诊实音最明显部位进行。胸液较多时一般常取肩胛线或腋后线第7~8肋间;有时也选腋中线第6~7肋间或腋前线第5肋间为穿刺点。包裹性积液可结合X线或超声检查确定,穿刺点用蘸甲紫(龙胆紫)的棉签或其他标记笔在皮肤上标记。

3. 操作步骤

(1)常规消毒皮肤,以穿刺点为中心用1‰碘伏溶液进行消毒,直径15 cm左右。

(2)打开一次性使用胸膜腔穿刺包(即胸穿包),戴无菌手套,覆盖消毒洞巾,检查胸穿包内物品,注意胸穿针与抽液用注射器连接后检查是否通畅,同时检查是否有漏气情况。

(3)助手协助检查并打开2%利多卡因安瓿,术者以5 mL无菌注射器抽取2%利多卡因2~3 mL,在穿刺部位由表皮至胸膜壁层进行局部浸润麻醉。如穿刺点为肩胛线或腋后线,肋间沿下位肋骨上缘进麻醉针,如穿刺点为腋中线或腋前线则取两肋之间进针。

(4)将胸穿针与抽液用注射器连接,并关闭两者的连接阀,保证连接紧密不漏气。术者以一手示指与中指固定穿刺部位皮肤,另一只手持穿刺针沿麻醉处缓缓刺入,当针锋抵抗感突感消失时,打开开关使其与胸膜腔相通,进行抽液。助手用止血钳(或胸穿包的备用钳)协助固定穿刺针,以防刺入过深损伤肺组织。注射器抽满后,关闭开关(有的胸穿包内抽液用注射器前端为单向活瓣设计,也可以不关闭开关,视具体情况而定)排出液体至引流袋内,计数抽液(气)量。

4. 术后处理

(1)术后嘱患者卧位或半卧位休息半小时,测血压并观察有无病情变化。

(2)根据临床需要填写检验单,分送标本。

(3)清洁器械及操作场所。

(4)做好穿刺记录。

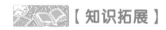 【知识拓展】

穿刺前、中、后注意细节

(1)穿刺前:了解患者的心理状态,向患者讲明穿刺的目的,介绍操作方法,交代注意事项,消除患者的思想顾虑。协助患者取舒适坐位或高枕侧卧位,转移其注意力,避免患者看到手术器械和胸液。

(2)穿刺中:胸穿时咳嗽易引起肺膨胀,穿刺针易损伤肺组织,嘱患者穿刺过程中切勿咳嗽、深呼吸或说话,必要时以手示意通知手术医生,患者欲咳嗽时立即喝凉开水,可缓解咳嗽,咳嗽前将针退至皮下,剧烈咳嗽者应拔针停止操作。胸穿术中,应密切观察患者脉搏、呼吸、血压等生命体征变化,防止患者过度紧张,出现休克、呼吸困难等症状;密切观察患者有无头晕、心悸、胸闷、面色苍白、出汗、刺激性干咳,甚至晕倒等胸膜反应。如果患者有上述症状时立即停抽液,拔出穿刺针,用无菌纱布按压穿刺部位,并协助患者平卧,给予低流量吸氧2~5 L/min,必要时给予心电监护。有血压下降休克表现者,给予0.1%肾上腺素0.5 mg皮下注射,并给予激素、补液等处理。控制抽液、抽气速度,可避免发生复张性肺水肿及低血压。第一次抽气、抽液不要超过800~1000 mL(交通性、张力性气胸除外),抽液时间至少应控制在1小时以内。对心功能较差的患者,首次抽气、抽液量宜更小,600 mL内更安全。如患者在减压期间出现干咳、呛咳提示为复张性肺水肿的早期征象,应立即停止减压,一般不至于发生复张性肺水肿和低血压。一旦发生肺水肿,应立即停止操作,准备相应抢救。肺水肿患者应给予酒精湿化吸氧,遵医嘱静脉注射氨茶碱、强心剂和速尿。及时治疗肺水肿,避免加重原发病导致意外发生。当考虑液体、气体较多时应尽量做胸膜腔闭式引流术,以减少并发症的发生。当穿刺针从胸膜腔内拔出时,要立即用一手拇指堵住穿刺孔,并按压 15 分钟,有助于减少气胸的发生。

(3)穿刺后:穿刺完毕,协助患者俯卧于病床,嘱其卧床休息两小时左右,密切观察患者的生命体征、胸部体征的变化,尤其是体温和呼吸的变化,听取患者主诉,及早发现各种并发症。注意穿刺点有无渗血及液体漏出,患者若神态自如,呼吸平稳,再指导其离床活动。及时向患者通报穿刺结果,注意患者的思想、心态,鼓励他们以积极的心态治疗疾病,争取早日康复。

 【注意事项】

(1)操作前应向患者说明穿刺目的,消除顾虑,同时签好知情同意书。对精神紧张者,可于术前半小时给予地西泮 10 mg,或可待因 0.03 g 以镇静止痛。

(2)操作中应密切观察患者的反应,如有患者头晕、面色苍白、出汗、心悸、胸部压迫感或剧痛、晕厥等胸膜过敏反应,或出现连续性咳嗽、气短、咳泡沫痰等现象时,立即停止抽液,并皮下注射 0.1% 肾上腺素 0.3~0.5 mL,或进行其他对症处理。

(3)一次抽液不应过多、过快。诊断性抽液,50~100 mL 即可。减压抽液,首次不超过 600 mL,以后每次不超过 1000 mL。如为脓胸,每次尽量抽尽,疑有化脓性感染时,助手用无菌试管留取标本,行涂片革兰氏染色镜检、细菌培养及药敏试验。如检查瘤细胞,至少需要 100 mL,并应立即送检,以免细胞自溶。

(4)严格无菌操作,操作中要始终保持胸膜腔负压,防止空气进入胸膜腔。

(5)应避免在第 9 肋间以下穿刺,以免穿透膈肌损伤腹腔脏器。

(6)操作前、后测量患者生命体征,操作后嘱患者卧位休息 30 分钟。

(7)对于恶性胸膜腔积液,可注射抗肿瘤药物或硬化剂诱发化学性胸膜炎,促使脏层与壁层胸膜粘连,闭合胸膜腔,防止胸液重新积聚。具体操作为:于抽液 500~1200 mL 后,将药物(如米诺环素 500 mg)加生理盐水 20~30 mL 稀释后注入,推入药物后回抽胸液,再推入,反复 2~3 次后,嘱患者卧床 2~4 小时,并不断变换体位,使药物在胸膜腔内均匀涂布。如注入药物刺激性强,可致胸痛,应在给药前给予强痛定或哌替啶等镇痛剂。

 【实训作业】

1.胸膜腔穿刺的体位及定位点如何确定?

2.胸膜腔穿刺的适应证有哪些?

3.胸膜腔穿刺的术后处理有哪些?

4.胸膜腔穿刺的并发症有哪些?

 【医考真题】

胸膜腔穿刺应避免在第几肋间以下进行穿刺(　　　)

A.第五肋间　B.第六肋间　C.第七类间　D.第九肋间

实训二 胸膜腔闭式引流术

案例引入

患者,男,28岁,因骑摩托车时不慎摔倒致胸部外伤,感胸部疼痛,继之胸闷、呼吸困难。X线示左侧5～7肋骨多段骨折,胸膜腔积液。

试思考:

1.血胸的临床表现有哪些?

2.肋骨骨折的治疗原则有哪些?

【实训目标】

1.掌握胸膜腔闭式引流术的适应证。

2.掌握胸膜腔闭式引流手术的操作技能。

【实训方法】

1.教师对胸膜腔闭式引流步骤及注意事项进行讲解。

2.观看实训视频。

3.学生分组练习,每两名同学为一组,一名术者,一名助手。按胸膜腔闭式引流步骤在模拟人上进行操作,由术者主操,助手协助并注意观察主操者动作是否规范。操作完成后两名同学互换角色再做一遍。

4.操作结束后,按照手术记录格式书写实训报告,将实训的内容和结果及心得体会进行如实记录。

【实训准备】

模拟人、胸膜腔闭式引流手术包、无菌胸膜腔引流管及引流瓶、皮肤消毒剂、麻醉药、无菌棉球、手套、洞巾、注射器、纱布及胶布。

【实训内容】

一、引言

胸膜腔闭式引流术是将引流管一端放入胸膜腔内,而另一端接入比其位置更低的水封瓶,达到胸膜腔引流和减压的目的,使得肺组织重新张开而恢复功能。

术前应根据患者的病史、症状、体征及辅助检查(胸部X片、CT)明确诊断,与患者或患者委托代理人进行沟通,签署手术知情同意书。

【适应证】

(1)气胸:中等量气胸或张力性气胸,外伤性中等量血胸的患者。

（2）持续渗出性胸膜腔积液的患者。

（3）脓胸、支气管胸膜瘘或食管瘘的患者。

（4）开胸术后的患者。

【禁忌证】

（1）凝血功能异常，易引起出血者。

（2）严重心肺功能不全者。

（3）引流部位有感染者。

（4）肝性、癌性胸水患，持续引流可导致大量蛋白质和电解质丢失者。

二、操作方法

（一）麻醉与体位

1. 麻醉

1‰～2%利多卡因或普鲁卡因局部浸润麻醉，包括皮肤、皮下、肌层以及肋骨骨膜，麻醉至壁层胸膜后，再稍进针试验性抽吸，待抽出液体或气体后即可确诊。

2. 体位

半卧位。

（二）引流点选择

1. 气胸

气胸穿刺点选在胸部叩诊过清音或鼓音最明显部位进行，锁骨中线与第二肋间交汇点（为了避开心脏、血管、和神经）。

2. 液胸

液胸穿刺点选在胸部叩诊实音最明显部位进行，胸液较多时一般常取肩胛线或腋后线第7～8肋间；有时也选腋中线第6～7肋间或腋前线第5肋间为穿刺点。包裹性积液可结合 X 线或超声检查确定，穿刺点用蘸甲紫（龙胆紫）的棉签或其他标记笔在皮肤上标记。

（三）操作步骤

（1）沿肋间做 2～3 cm 的切口，用 2 把弯血管钳交替钝性分离胸壁肌层，于肋骨上缘穿破壁层胸膜进入胸膜腔（图 1－7－2－1）。此时有明显的突破感，同时切口中有液体溢出或气体喷出。

（2）用血管钳撑开，扩大创口，用另一把血管钳沿长轴夹住引流管前端，顺着撑开的血管将引流管送入胸膜腔，其侧孔应在胸内 3 cm 左右（图 1－7－2－2）。

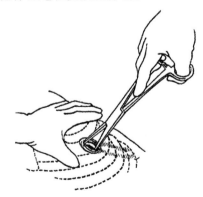

图 1－7－2－1　钝性分离进入胸膜腔

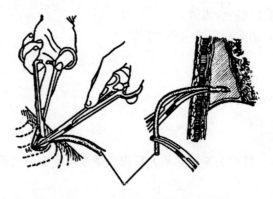

图 1-7-2-2　胸腔闭式引流管的植入

(3)引流管远端接水封瓶或闭式引流袋(图 1-7-2-3),观察水柱波动是否良好,必要时调整引流管的位置。

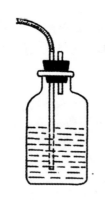

图 1-7-2-3　水封瓶

(4)缝合皮肤,固定引流管,同时检查各接口是否牢固,避免漏气(图 1-7-2-4)。

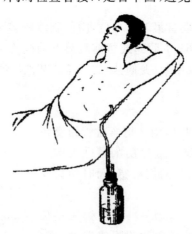

图 1-7-2-4　引流瓶

（四）术后处理

（1）术后嘱患者保持半卧位以利引流，测血压并观察有无病情变化。

（2）根据临床需要填写检验单，分送标本。

（3）清洁器械及操作场所。

（4）做手术记录。

（五）拔管指征及方法

1. 拔管指征

（1）生命体征稳定。

（2）引流瓶内无气体溢出。

（3）引流量很少，24 h 引流量小于 100 mL。

（4）听诊余肺呼吸音清晰，胸片示伤侧肺复张良好。

2. 拔管方法

（1）拔管时患者应取半卧位或坐在床边，鼓励患者咳嗽，挤压引流管后夹闭，嘱患者深吸一口气后屏住。患者屏气时拔管，拔管后立即用凡士林纱布覆盖伤口。

（2）拔管后，观察患者有无呼吸困难、气胸和皮下气肿。检查引流口覆盖情况，是否继续渗液，拔管后第二天应更换敷料。

【知识拓展】

胸膜腔闭式引流时，正常水柱波动范围为 4～6 cm 并伴有气体或液体排出。随着肺的不断膨胀，波动范围逐渐减少至停止。如水柱波动范围过大，超过 6～10 cm 提示肺不张或残腔大。水柱平液面，提示胸膜腔闭式引流有漏气，使之与大气相通。水柱在液面以上无波动，提示肺膨胀良好，胸膜腔内负压建立。水柱在水平面下静止不动，提示胸膜腔内正压，有气胸。深呼吸或咳嗽时水封瓶内出现气泡，提示有气胸或残腔内积气多。

术后引流液正常者为淡红色，出现绿色或咖啡色怀疑有吻合口瘘；出现乳糜样改变（米汤样）为乳糜胸。开胸术后患者引流液的颜色变化为由深红色转为淡红色或血清样，以后逐渐趋于淡黄色。正常者术后 5 小时内每小时引流液少于 100 mL，24 小时少于 500 mL，若连续 2 小时＞100 mL，应及时查明原因，给予相应处理。

【注意事项】

（1）胸膜腔闭式引流主要是靠重力引流，水封瓶应置于患者胸部水平下 60～100 cm，并应放在特殊的架子上，防止被踢倒或抬高。

（2）引流管固定牢固，各衔接处均要求密封，避免引流管受压、折曲、阻塞。更换引流瓶时，必须先双重夹闭引流管，以防空气进入胸膜腔。

（3）搬运患者前，先用两把止血钳双重夹住引流管，将引流瓶放在病床上以利搬运。搬运后，先把引流瓶放于低于胸膜腔的位置，再松止血钳。

（4）术后患者血压平稳，应取半卧位，鼓励患者多做咳嗽及深呼吸运动。

(5)观察玻璃管水柱随呼吸波动的幅度,观察并记录引流液量、颜色、性状。

【实训作业】

1.胸膜腔穿刺的体位及定位点如何确定?
2.胸膜腔穿刺的适应证有哪些?
3.胸膜腔穿刺的术后处理有哪些?

实训三 开放性气胸的现场处理

案例引入

患者,男,41岁,因抓捕抢劫嫌疑人,被嫌疑人用刀刺伤左腋下部,左胸疼痛,继之胸闷,呼吸困难,面色苍白,四肢湿冷。

试思考:

1.什么叫纵隔扑动?
2.纵隔扑动有什么危害?

【实训目标】

1.掌握开放性气胸的临床表现。
2.掌握开放性气胸的现场急救要点。
3.熟悉开放性气胸的病理生理。

【实训方法】

1.教师对开放性气胸的病理生理及急救要点进行讲解。
2.教师进行开放性气胸现场急救包扎的实训演示
3.学生分组练习,每两名同学为一组,按胸膜腔穿刺步骤在模拟人上进行操作,由一名同学主操,另一名同学协助并注意观察主操者动作是否规范。操作完成后两名同学互换角色再做一遍。或者三名同学一组,其中一名同学扮演伤员,操作完成后轮换角色。
4.操作结束后,按照实训报告书写的格式及内容,将实训的内容和结果及心得体会进行如实记录。

【实训准备】

模拟人(若无模拟人,可同学扮演伤员)、外科急救包(应包含无菌纱布、无菌凡士林纱布、棉垫、绷带、无菌手套、皮肤及黏膜消毒剂如碘伏、无菌棉球或棉棒、胶布)、胸膜腔穿刺包。

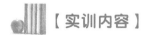【实训内容】

一、引言

开放性气胸为胸壁损伤后致胸膜腔与外界相通,空气可随呼吸自由进出胸膜腔。伤后患者迅速出现严重呼吸困难、不安、脉搏细弱频数、发绀和休克。检查时可见胸壁有明显创口通入胸膜腔,并可听到空气随呼吸进出的"嘶-嘶"声音。伤侧叩诊鼓音,呼吸音消失,有时可听到纵隔摆动声。

二、急救演示

开放性气胸易于诊断,一经发现,必须立刻急救。根据患者当时所处现场的条件,自救或互救,尽快封闭胸壁创口。

(1)在模拟人或演员同学胸壁画线做标记模拟伤口。

(2)评估现场是否安全,选择安全的施救场地。

(3)迅速消毒伤口周围皮肤,范围直径约 15 cm。

(4)打开急救包,戴无菌手套,取大块多层凡士林纱布或无菌塑料布。

(5)变开放性气胸为闭合性气胸:在伤员深呼气末用凡士林纱布或无菌塑料布敷盖创口,盖上清洁纱布或纱布垫用绷带或胶布包扎固定(如现场无敷料可先用保鲜膜覆盖伤口后,再用清洁敷料覆盖包扎固定)。有效封闭的标志是不再听到空气进出伤口的"嘶-嘶"声音。

(6)牢靠包扎后尽快转运患者至有后续治疗条件的医疗机构。

【知识拓展】

开放性气胸的入院后治疗

首先给予吸氧、补液、输血等治疗,纠正呼吸和循环功能紊乱,同时进一步检查和弄清伤情。待全身情况改善后,安放胸膜腔闭式引流。如果有肺、支气管、心脏和血管等胸腔内脏器的严重损伤,应尽早剖胸探查处理。必要时应用抗菌药物预防感染。

【注意事项】

(1)要求封闭敷料够厚以避免漏气。

(2)不宜往创口内填塞纱布。

(3)敷料覆盖范围应不少于创缘周围 5 cm,固定要牢靠。

(4)转运途中注意观察患者呼吸、脉搏情况,注意有无紫绀。密切注意敷料有无松动及滑脱,不能随便更换。警惕张力性气胸的发生,必要时暂时开放伤口,排出胸膜腔内高压气体。

(5)如有条件,可予以吸氧、监护、补液等措施。

【实训作业】

1.纵隔摆动对机体有哪些不良影响?

2.开放性气胸急救的首要措施是什么?

【医考真题】

开放性气胸急救的首要措施是（　　）

A. 充分给氧

B. 肋间插管引流

C. 开胸探查

D. 迅速封闭胸壁伤口

E. 气管插管辅助呼吸

实训四　张力性气胸的现场处理

案例引入▶

患者,男,38岁。装卸工人,被大货车上倒塌的成箱货物击中并砸伤胸部,患者感胸痛,迅速出现胸闷、呼吸困难,并出现紫绀。

试思考：

1. 患者呼吸困难原因有哪些?

2. 应如何急救?

【实训目标】

1. 掌握张力性气胸的临床表现。

2. 掌握张力性气胸的现场急救要点。

3. 熟悉张力性气胸的病理生理。

【实训方法】

1. 教师对张力性气胸的病理生理及急救要点进行讲解。

2. 教师进行张力性气胸现场急救包扎的实训演示。

3. 学生分组练习,每两名同学为一组,按胸膜腔穿刺步骤在模拟人上进行操作,由一名同学主操,另一名协助并注意观察主操者动作是否规范。操作完成后两名同学互换角色再做一遍。

4. 操作结束后,按照实训报告书写的格式及内容,将实训的内容和结果及心得体会进行如实记录。

【实训准备】

模拟人、无菌纱布、无菌手套、无菌手指套、无菌剪刀、缝线、粗针头或穿刺针、注射器、麻醉药、皮肤及黏膜消毒剂(如碘伏)、无菌棉球或棉棒、胶布。

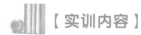【实训内容】

一、引言

张力性气胸因肺或支气管破裂后裂口形成"活瓣",气体只能单向进入胸膜腔,导致胸膜腔压力不断增高而成高张状态,使患侧肺脏被完全压缩萎陷,丧失通气和换气功能。纵隔移位,心肺受压,循环障碍。当胸膜腔内压增高到一定程度,气体通过壁层胸膜或纵隔胸膜进入纵隔或胸壁,产生纵隔气肿或患侧胸部、头、面、颈部的皮下气肿。

患者表现为极度呼吸困难,端坐呼吸。缺氧严重者出现发绀、烦躁不安、昏迷,甚至窒息。体格检查可见伤侧胸部饱胀,肋间隙增宽,呼吸幅度减低,可有皮下气肿。叩诊呈鼓音。听诊呼吸音消失。胸膜腔穿刺有高压气体向外冲出,排气后,症状好转,不久又可加重。

二、操作步骤

(1)评估现场是否安全,选择安全的施救场地。

(2)患者平卧、半卧或端坐位。急救穿刺点选择患侧锁骨中线第2肋间,消毒穿刺处皮肤。范围直径约15 cm。

(3)戴无菌手套,制作急救减压装置:取粗穿刺针,检查通畅,尾端绑无菌手指套,指套盲端剪约1 cm开口,以无菌生理盐水或蒸馏水浸湿指套。(若专业救护团体,应常备此装置)

(4)助手协助检查并打开2%利多卡因安瓿,术者以5 mL无菌注射器抽取2%利多卡因2～3 mL,在穿刺部位由表皮至胸膜壁层进行局部浸润麻醉至胸膜。进入胸膜腔,可见高压气体向外推注射器针栓,进一步证明张力性气胸存在。

(5)左手固定预定穿刺部位皮肤,右手取带开口指套粗针头垂直皮肤缓缓刺入,进入胸膜腔时可有突破感,同时可见有高压气体经针头及指套喷射出。固定针头(也可用长橡胶管或塑料管一端连接插入的针接头,另一端放在无菌水封瓶水面下)。

(6)尽快转运患者至有后续治疗条件的医疗机构。

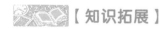【知识拓展】

到达医院后续治疗原则

首先给予吸氧、补液、输血等治疗,纠正呼吸和循环功能紊乱,同时进一步检查和诊断伤情,安放正规胸膜腔闭式引流。准备尽早剖胸探查处理。

套管针在胸膜腔穿刺术中的应用

用介入治疗用的套管针进行胸膜腔穿刺时,将套管针刺入胸膜腔,拔出穿刺针,使套管留在胸膜腔内,然后经套管注药或引流。

应用套管针行胸膜腔穿刺术,成功率高,可减少副损伤给患者带来的痛苦,安全可靠。套管留在胸膜腔内,有较大范围的移动,特别适合胸水少、位置低,离膈肌、肝脏等脏器近的患者。

【注意事项】

(1)指套开口约 1 cm 左右。太大,活瓣不易关闭;太小,排气减压不畅。

(2)指套应浸湿,吸气时活瓣关闭好。

(3)若针头连接长橡胶管连水封瓶,应注意另一端应持续置于液面以下 2~3 cm。

(4)转运途中注意固定好穿刺针头,观察患者呼吸、脉搏情况,注意有无紫绀。

(5)如有条件,予以吸氧、监护、补液等措施。

【实训作业】

1.试述张力性气胸的病理生理?

2.试述张力性气胸急救的首要措施是什么?

【医考真题】

张力性气胸急救的首要措施是(　　　)

A.输血

B.用升压药

C.抗休克同时开胸探查

D.患侧胸膜腔排气减压

E.气管插管辅助呼吸

第八章　泌尿系统疾病常用操作技术

实训一　导尿术

案例引入▶

患者,男,62岁,进行性排尿困难5年余,饮酒后排尿困难加重,小腹胀痛不适。
试思考:
1.患者下一步需如何处理?
2.在对患者进行操作前需准备哪些物品?
3.操作时应该注意哪些问题?

【实训目标】

1.掌握导尿术的方法。
2.熟悉导尿术的适应证。
3.了解导尿术操作前后的注意事项。

【实训方法】

1.教师集中讲解实训内容并示教。
2.学生分组练习操作。

【实训准备】

导尿包(包括镊子、血管钳、碗、敷料和孔巾)、消毒用活力碘、无菌手套、石蜡油、尿袋、20 mL无菌注射器、生理盐水、一次性导尿管。

【实训内容】

一、引言

导尿术常用于尿潴留,留尿作细菌培养,准确记录尿量,了解少尿或无尿原因,测定残余尿量、膀胱容量及膀胱测压,注入造影剂,膀胱冲洗,探测尿道有无狭窄及盆腔器官术前准备等。

【适应证】

(1)各种下尿路梗阻所致尿潴留。

(2)危重患者的抢救。

(3)膀胱疾病的诊断与治疗。

(4)进行尿道或膀胱造影。

(5)留取未受污染的尿标本做细菌培养。

(6)产科手术前的常规导尿。

(7)膀胱内药物灌注或膀胱冲洗。

(8)探查尿道有无狭窄,了解少尿或无尿原因。

二、操作步骤

(1)戴口罩、帽子,打开导尿包外层,戴无菌手套。

(2)用活力碘消毒距男、女尿道外口周约 10～15 cm 的范围。

(3)铺洞巾,露出尿道外口。

(4)无菌注射器检查导尿管是否通畅,确认导尿管球囊无泄露。

(5)将导尿管涂上无菌液状石蜡油润滑剂,也可将润滑剂 1～5 mL 注入尿道内。

(6)右手用手或器械(止血钳、镊子)持导尿管前端约 3～5 cm 处,左手提起阴茎与腹壁成直角消除耻骨前弯或分开两侧大阴唇,将导尿管慢慢插入尿道,嘱患者深呼吸,放松盆底肌肉,男性需将导尿管插入尿道约 20 cm 左右,女性需插入约 7 cm。导尿管插入膀胱后可见尿液流出(图 1-8-1-1)。为避免球囊损伤尿道,可在看到尿液流出后再将导尿管插入约 3 cm。

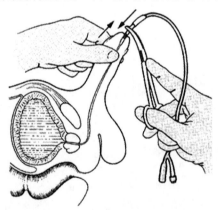

图 1-8-1-1　导尿管插入示意图

(7)若为球囊尿管,使用注射器将生理盐水注入球囊,轻柔回拉尿管使球囊位于膀胱颈口的位置,以固定导尿管(图 1-8-1-2)。

(8)调整导尿管处于最佳引流位置后,可用胶布固定导尿管,避免外力牵拉。

(9)操作完成后将使用过的物品投入专用医疗垃圾袋中。

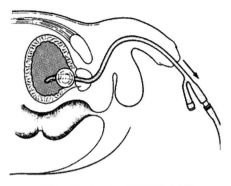

图 1-8-1-2 固定球囊尿管

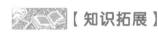 【知识拓展】

导尿术在我国的发展

导尿术是临床常用的最基本的诊疗技术,导尿术的发展是一个不断改进的过程。

历史上,我国东晋医药学家葛洪的《肘后备急方》记载有:"小便不通,土瓜根捣汁,入少水解之,筒吹入下部"。该法通过导管将黏稠的液体用口吹入尿道,借助液体的扩张作用,使液体倒灌进入膀胱,从而在膀胱与尿道之间形成一个液体通道,引出尿液,达到导尿的目的。之后,从药王孙思邈的《备急千金要方》所记载的"凡尿不在胞中,为胞屈僻,津液不通,以葱叶除尖头,纳阴茎孔中深三寸,微用口吹之,胞胀,津液大通便愈。"中可看到他将葱管作为导尿管。但由于葱管过于软、脆,操作难度较大,到了明朝,杨拱的《医方摘要》中提出"用土狗一个炙研,入冰片麝香少许,翎管吹入茎内"。其指出用翎管代替葱管,导尿管材料的改进极大地方便了该项操作。元代罗天益的《卫生宝鉴》中提到将猪膀胱吹气后插入翎管进行导尿,这样一来猪膀胱、翎管与患者膀胱三者构成一个封闭系统,在方法上更趋先进,导尿成功率也得到了极大提高。至明朝,大量的医学文献记载证明了导尿术已在临床普遍使用。

⚠ 【注意事项】

(1)注意遵循无菌操作技术原则。

(2)操作应轻柔细致,避免造成不必要的尿道损伤。

(3)男性患者留置导尿管时,应注意注射水囊前应保证球囊位于膀胱内,注意体会注射时的水囊压力,避免尿道损伤。

(4)女性患者留置导尿管时,应注意保证尿道口暴露清楚,避免因盆底肌收缩引起尿管移位。

(5)需长期留置导尿管者,至少每月更换一次导尿管,降低发生感染及形成膀胱结石的概率。

(6)尿潴留患者在导尿时应注意少量间断引流尿液,避免膀胱压力快速降低引起的膀胱出血。

(7)拔除导尿管前必须抽空气囊的液体后方可拔除导尿管,否则会造成尿道的损伤。

【实训作业】

1.试述导尿操作前需准备哪些必需物品？

2.试述男性及女性导尿操作中分别有哪些注意事项？

【医考真题】

第二站　操作：王某，腹胀，3 天，要求做导尿术。

实训二　前列腺按摩

案例引入

患者，男，32 岁，会阴部不适伴尿频、尿急 5 天。饮酒后症状加重，尿常规检查无明显异常。试思考：

1.患者下一步需做何检查？

2.在对患者进行操作前需准备哪些物品？

3.操作时应该注意哪些问题？

【实训目标】

1.掌握前列腺按摩的方法。

2.熟悉前列腺按摩的禁忌证。

3.了解前列腺按摩的注意事项。

【实训方法】

1.教师集中讲解实训内容并示教。

2.观看模拟图。

【实训准备】

模拟人或模型、检查床、橡胶手套、石蜡油、玻片。

【实训内容】

一、引言

前列腺按摩是指通过定期对前列腺按摩、引流前列腺液、排出炎性物质而达到解除前列腺分泌液淤积、改善局部血液循环、促使炎症吸收和消退的一种疗法。它既是一种诊断方法，又是一种治疗手段。前列腺按摩适用于贮留型和慢性细菌性前列腺炎,尤其适用于腺体饱满、柔软、脓性分泌物较多者。

二、操作步骤

(1)戴口罩、帽子,戴无菌手套。

(2)患者多取膝胸位或截石位,若患者病情严重或衰弱,也可取侧卧位。

(3)医师戴手套或指套,指端涂石蜡油。

(4)患者取膝胸位时,医师左手扶持患者左肩或臀部,以右手示指先在肛门口按摩,使患者适应,以免肛门括约肌骤然紧张。然后将手指徐徐插入肛门,当指端进入距肛门口约5cm时,在直肠前壁处即可触及前列腺。正常男性前列腺质地柔韧,无结节。

(5)按摩前列腺时,以手指末节用力,先由腺体两侧向中央按摩,每侧约4~5次,然后再将手移至腺体的上部顺正中沟向下挤压(即由直肠内侧向外侧挤压),这样大部分患者前列腺液即可由尿道排出,可留取标本送检(图1-8-2-1)。

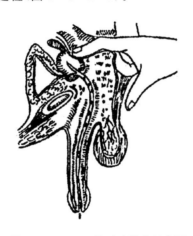

图1-8-2-1　前列腺按摩示意图

(6)操作完成后,将使用过的物品投入专用医疗垃圾袋。

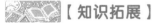 【知识拓展】

前列腺炎的治疗原则

前列腺按摩是一种检查手段,也是一种治疗方式,临床上常用于前列腺炎的诊治。

前列腺炎病因学十分复杂,其主要病因可能是病原体感染、炎症、异常的盆底神经肌肉活动和免疫异常等共同作用结果。由于前列腺炎主观症状轻重不等,个体化明显,所以治疗目标主要是缓解疼痛、改善排尿症状和提高生活质量,疗效评价应以患者症状改善为主。患者应进行自我心理疏导,保持开朗乐观的生活态度;戒酒,忌辛辣刺激食物;避免憋尿、久坐及长时间骑车、骑马;注意保暖,加强体育锻炼。治疗前列腺炎最常用的药物是抗生素、α-受体阻滞剂、植物制剂和非甾体抗炎镇痛药,其他药物对缓解症状也有不同程度的疗效。

前列腺按摩是传统的治疗方法之一,研究显示适当的前列腺按摩可促进前列腺腺管排空并增加局部的药物浓度,进而缓解慢性前列腺炎患者的症状,故推荐为Ⅲ型前列腺炎的辅助疗法。Ⅰ型前列腺炎患者禁用。

【注意事项】

（1）前列腺按摩指征要明确，一般用于慢性前列腺炎治疗或留取前列腺液。如急性炎症期、怀疑结核、脓肿或肿瘤则禁忌按摩。

（2）按摩时要按"由外向内，由上到下"的顺序进行，不应往返按摩。不合理的手法往往会使检查失败。

（3）按摩时用力要均匀适当，太轻不能使前列腺液驱出，太重则会引起患者疼痛。

（4）一次按摩失败或检查阴性，如有临床指征，需隔3～5天后再重复进行。

（5）按摩前应注意前列腺的大小、形状、硬度、有无结节、触痛、波动感以及正中沟的情况等。

【实训作业】

1.试述前列腺按摩时顺序。

2.试述前列腺按摩的注意事项。

实训三　耻骨上膀胱穿刺造瘘术

案例引入

　　患者，男，65岁，进行性排尿困难10余年，加重1天，小腹胀痛，不能忍受，B超检查提示尿潴留，留置导尿管失败。

　　试思考：

　　1.患者下一步需如何处理？

　　2.在对患者进行操作前需准备哪些物品？

　　3.操作时应该注意哪些问题？

【实训目标】

1.掌握膀胱穿刺造瘘术的适应证。

2.熟悉膀胱穿刺造瘘术的过程。

3.了解膀胱穿刺造瘘术的注意事项及常见并发症。

【实训方法】

1.教师集中讲解实训内容并示教。

2.观看模拟图。

【实训准备】

小手术包(包括镊子、血管钳、持针器、手术刀、碗、敷料和孔巾)、消毒用活力碘、无菌橡胶手套、石蜡油、导尿管、尿袋、注入气囊用的注射器和盐水、膀胱穿刺套装、2%利多卡因注射液(局部麻醉用)、生理盐水。

【实训内容】

一、引言

膀胱造瘘是在耻骨上用穿刺针或开放手术的方式通过腹壁到达膀胱后留置导管,将膀胱中的尿液引流出体外的一种有创操作。常用的膀胱造瘘术方法有两种,即耻骨上膀胱穿刺造瘘术和开放性耻骨上膀胱造瘘术。耻骨上膀胱穿刺造瘘术简单易行、操作方便、快捷、创伤小,可在急诊室或者病床旁施行,是目前医院使用的主要方法。开放性耻骨上膀胱造瘘术可同时了解或治疗膀胱病变。其优点是置管粗,引流通畅,能准确缝合止血,出血及尿外渗发生率小;缺点是创伤大,耗时长,需在麻醉下完成,目前临床上很少应用。

【适应证】

(1)梗阻性膀胱排空障碍导致的尿潴留(如:前列腺增生、尿道狭窄),且留置导尿管失败的患者。

(2)阴茎和尿道损伤导致的尿潴留,且留置导尿管失败的患者。

(3)需长期留置并定期更换导尿管的患者,若留置导尿管比较困难,为防止尿道损伤,也可采用本方法。

【禁忌证】

(1)膀胱无法充盈的患者。

(2)患有出血性疾病或凝血功能障碍的患者。

(3)膀胱挛缩的患者。

(4)过于肥胖、腹壁太厚的患者。

二、操作步骤

(1)以脐下、耻骨上、双侧髂前上棘为界,常规消毒铺巾。

(2)于耻骨联合上方约2~3 cm处以2%利多卡因注射液做局部麻醉(图1-8-3-1),逐层局部浸润麻醉,先用无菌注射器垂直刺入膀胱,回抽到尿液后,拔出注射器。以穿刺点为中心,用手术刀做1 cm长的皮肤切口,切开皮肤、浅筋膜和腹直肌前鞘。

(3)右手持膀胱穿刺套针,依同一方向穿刺膀胱(图1-8-3-2),注意用力均匀,左手注意保护避免用力过猛。有落空感后,拔出套针芯,见尿液流出,立即用相应管径的导尿管从套针腔插入膀胱内(图1-8-3-3),以生理盐水注射导尿管球囊,避免导尿管脱出,退出套针。

(4)丝线缝合伤口一针,固定导尿管于皮肤上,无菌纱布覆盖伤口(图1-8-3-4)。

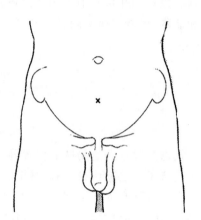

图-8-3-1　穿刺点做局部麻醉后切开

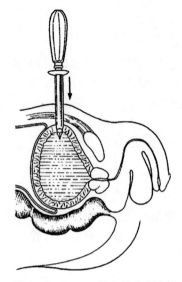

图 1-8-3-2　用套针穿刺膀胱

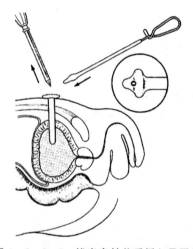

图 1-8-3-3　拔出套针芯后插入导尿管

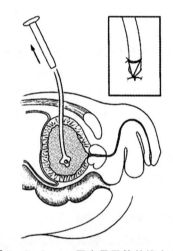

图 1-8-3-4　固定导尿管并拔出套针

(5)操作完成后,将使用过的物品投入专用医疗垃圾袋。

 【知识拓展】

良性前列腺增生的治疗

耻骨上膀胱穿刺造瘘术实施的主要人群是前列腺增生引起尿潴留的患者,该类患者首选导尿治疗,若导尿管失败,则需急诊行耻骨上膀胱穿刺造瘘术。

良性前列腺增生(BPH)主要是由于老年人性激素代谢障碍导致的不同程度腺体和(或)纤维、肌肉组织增生而造成前列腺体积增大,压迫尿道或周围组织引起一系列膀胱刺激症状。治疗上,BPH 主要有以下治疗手段。

1. 等待观察

良性前列腺增生症的症状有时长时间内变化不大,甚至改善。因此,症状比较轻的患者,可以等待观察,不予治疗,但必须密切随访,如病情加重,再选择适宜的治疗方法。

2. 药物治疗

(1)α-肾上腺受体阻滞剂。

(2)5α-还原酶抑制剂:非那甾胺是目前应用最广的5α-还原酶抑制剂,商品名为保列治或爱普列特。其在前列腺内阻止睾酮转化为双氢睾酮,可以在一定程度上缩小前列腺体积。该药作用时间缓慢,3~6个月见效。

(3)植物制剂:其包括国外的植物药及中草药。目前有舍尼通、通尿灵、泊泌松、癃闭舒、花粉口服液等。

(4)联合用药。

3. 手术治疗

(1)经尿道前列腺切除术(TURP):其被西方国家称为前列腺增生治疗的金标准。TURP对人体创伤小,术后恢复较快,可明显缩短住院时间。

(2)开放手术:其包括耻骨上经膀胱前列腺切除术、耻骨后前列腺切除术、耻骨后保留尿道前列腺切除术等。

(3)经尿道前列腺气化术(TVP):TVP既有气化去除组织的能力,又有类似激光的凝固效应,因此是TURP的改良和发展。

(4)经尿道绿激光前列腺汽化术:其按对组织的作用可将激光治疗分为汽化和凝固两大类。激光治疗前列腺增生安全、止血效果突出,尤其适用于凝血功能障碍的患者。近年来,钬激光前列腺剜除术、绿激光前列腺汽化术的应用愈来愈多。

4. 其他微创治疗

其主要用于药物治疗效果不理想,但患者情况不适宜手术治疗或不愿接受手术治疗者,包括四种。

(1)热疗:其利用微波的热效应和非热效应治疗前列腺增生。根据治疗途径分为经尿道微波热疗(TUMT)和经直肠微波热疗(TRMT)。

(2)经尿道前列腺消融(TUNA):其是治疗前列腺增生的一种微创手术方法。这种方法具有操作简便,患者不用麻醉,手术时间短及不破坏尿道黏膜等优点。

(3)高能聚焦超声(HIFU):其使用具有B超定位及HIFU治疗功能的双功能直肠超声探头,破坏增生的前列腺组织,使之随尿液排出。该疗法有创伤痛苦小,安全易耐受,并发症少的特点。

(4)尿道内支架:其是利用各种生物相容性材料制成的管状支架支撑开受增生前列腺组织压迫的尿道,从而解除梗阻。对于不能耐受TURP或开放手术的高危患者,已成为首选治疗之一。

⚠️ **【注意事项】**

(1)操作前应保证膀胱充盈。

(2)有条件时术前应行膀胱B超检查保证膀胱充盈,明确穿刺径路无腹膜或肠管。也可在B超引导下穿刺。

(3)若为尿潴留患者,术后应间断、缓慢放尿,避免膀胱出血。

（4）若患者合并泌尿系统感染,术后可酌情应用抗生素,伤口定期换药。

（5）术后可能发生血尿、伤口溢尿、导尿管血块梗阻等并发症,若损伤周围脏器,还可能出现腹膜炎症状,操作后需密切观察患者的病情变化。

 【实训作业】

1.试述膀胱穿刺造瘘的适应证。

2.简述耻骨上穿刺膀胱造瘘的操作过程?

3.试述耻骨上穿刺膀胱造瘘的注意事项。

【医考真题】

预防术后尿潴留,下列哪项是错误的（　　　）

A.术前在床上练习小便

B.术后少饮水或减少输液量

C.有效止痛药

D.耻骨上膀胱造瘘

实训四　包皮环切术

案例引入▶

患儿,男,12岁,自幼包皮过长,包皮不能上翻暴露龟头,反复包皮外口红肿,症状时轻时重。

试思考:

1.患儿下一步需如何治疗?

2.在对患者进行手术时应该注意哪些问题?

【实训目标】

1.掌握包皮环切手术的适应证。

2.掌握包皮环切手术的过程和方法。

【实训方法】

1.教师集中讲解实训内容并示教。

2.观看模拟图和手术视频。

【实训准备】

小手术包(包括镊子、剪刀、蚊式血管钳、持针器、手术刀、碗、敷料和孔巾)、消毒用碘伏、无菌注射器、无菌橡胶手套、凡士林纱布、2％利多卡因注射液、生理盐水。

【实训内容】

一、引言

儿童期的包皮过长是正常的,如婴儿有包茎或儿童包皮过长,如无并发症,可暂不施行包皮环切术。部分患儿经过阴茎勃起扩张或青春期发育后,包皮可上翻暴露龟头。对成年后仍有包茎或勃起后龟头不能暴露的包皮过长患者,提倡婚前做包皮环切术。

【适应证】

(1)包茎患儿因包皮囊口狭窄而妨碍排尿或反复感染者。

(2)成年人患包茎或患包皮过长而反复感染者。

【禁忌证】

(1)凝血功能障碍者。

(2)青春期前的肥胖儿童。

二、操作步骤

1.术前准备

患者需清洁会阴部皮肤,成年患者需将阴毛剪短,降低伤口感染概率。

2.体位

患者取平卧位。

3.消毒

局部碘伏消毒,范围上至脐下、下至大腿上 1/3、双侧至髂前上棘。

4.麻醉

成年患者及 10 岁以上儿童可选择局部浸润麻醉;10 岁以下儿童多不能配合手术,需选择全身麻醉。

5.分离狭窄和粘连

有包皮口狭窄及包皮与阴茎头粘连者,先用止血钳扩大包皮口,再用两把止血钳夹起背侧缘正中部位（两钳相距约0.5cm）（图1-8-4-1）。用有槽探针钝性分离至阴茎头与包皮完全分开（图1-8-4-2）。再用生理盐水清洁包皮囊及阴茎头。

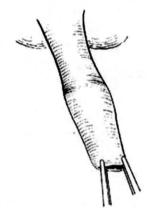 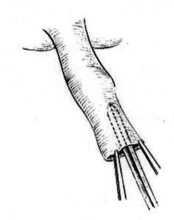

图1-8-4-1　用止血钳夹起背侧包皮　　**图1-8-4-2　用有槽探针剥离包皮粘连**

6. 设计切口

用一把止血钳夹住包皮系带处，以提起包皮。以刀尖在包皮外板距冠状沟缘远端0.5 cm处划一切痕，准备作环切切口，要防止切除过多包皮。

7. 背侧切开

用剪刀沿探针槽剪开包皮内、外板，应剪至距冠状沟缘约0.5～0.8 cm处（图1-8-4-3）。

8. 切除包皮

将包皮内、外板对齐，向外拉开夹在包皮背侧及系带处的止血钳，复查包皮外板切痕作为环切切口是否适当。若适当，用弯剪沿距冠状沟约0.5 cm的切痕处剪去一侧皮瓣（图1-8-4-4），然后再剪另一侧。包皮系带处的内外板需酌情多保留一些（图1-8-4-5）。

9. 止血

将阴茎皮肤向上退缩，显露出血点后止血，可选择丝线结扎或电刀止血（图1-8-4-6）。

10. 缝合

用细丝线先在环形切口的背、腹、左、右处各缝合一针，结扎不要太紧，以免组织水肿时勒坏皮肤。缝线留长，留作缝合牵引及固定敷料用。再在每两针缝线之间缝合1～2针，缝针应靠近切缘穿出（图1-8-4-7）。

11. 包扎

将一条凡士林纱布（毛边叠在里面）环绕包皮切口处，用留长的缝线固定，然后用数层纱布包扎（图1-8-4-8）。操作完成后，将使用过的物品投入专用医疗垃圾袋。

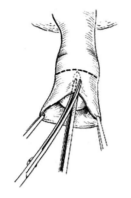

图 1-8-4-3　沿探针槽剪开包皮

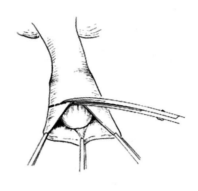

图 1-8-4-4　离冠状沟 0.5 cm 环切包皮

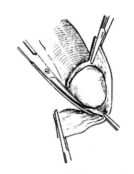

图 1-8-4-5　系带处包皮应多保留

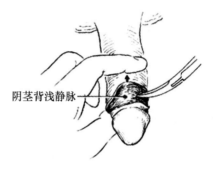

阴茎背浅静脉

图 1-8-4-6　结扎阴茎背浅静脉止血

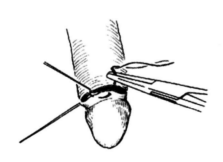

图 1-8-4-7　缝合内外板

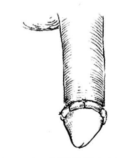

图 1-8-4-8　用缝线固定凡士林纱布

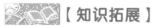【知识拓展】

包皮过长

包皮环切术是治疗包皮过长的主要手段。包皮过长的病因为父母基因遗传,大部分男性在青少年时期均为包皮过长。青春发育阶段,勃起时包皮仍包着龟头不能露出,但用手上翻时能露出龟头,即可诊断为包皮过长。

包皮过长可分为真性包皮过长和假性包皮过长。真性包皮过长是指即使阴茎勃起后龟头也不能完全外露;假性包皮过长是指平时龟头虽然不能完全外露,但在阴茎勃起后龟头则可以完全外露。包皮过长应与包茎相鉴别。包茎是指包皮不能上下翻动,包皮的口非常小。包皮过长则可用手把包皮翻开,让龟头显露出来。

包茎和包皮过长者,提倡婚前做包皮环切术,以免发生嵌顿性包茎或系带撕裂。对于不发炎的包皮过长,只要经常将包皮上翻清洗,也可不必手术。

⚠️【注意事项】

(1)术中应注意彻底止血,因为皮下组织疏松,若遗漏较大出血血管则可能形成大血肿。

(2)包皮不可切得过多,否则可能引起阴茎勃起时疼痛。一般包皮内板应剪至距冠状沟约0.5 cm 处。系带部位可酌情多留。

(3)术后 3～4 天内可予口服抗生素预防感染。

(4)睡前服镇静剂,以防阴茎勃起,引起疼痛和出血。

(5)告知患者排尿时勿弄湿包扎敷料。

(6)告知患者定期换药,若有出血需及时复诊换药。

(7)术后 7 天左右拆线。

【实训作业】

1.简述包皮环切术的适应证。

2.简述包皮环切术的过程。

第九章　骨科操作技术

实训一　骨折的手法整复技术

案例引入▶

　　患者,女,52岁,因不慎摔倒导致右桡骨远端疼痛、肿胀、活动受限,X线片提示"右桡骨远端Colles骨折"。

　　试思考:

　　1.患者下一步需如何处理?

　　2.在对患者进行整复时应采取何种手法?

　　3.操作时应该注意哪些问题?

【实训目标】

　　1.掌握临床常用的骨折整复手法技巧。

　　2.掌握骨折手法整复的目的。

　　3.掌握骨折手法整复的注意事项。

　　4.了解中医治疗骨折的手法概要。

【实训方法】

　　1.教师讲解常用的骨折整复手法技巧。

　　2.结合影像学分析演示手法整复应用的基本原则。

　　3.学生分组练习,以上肢骨折为例,学习手法整复的基本技巧。

【实训准备】

　　实训室、纱布、绷带、C臂透视机等。

【实训内容】

一、引言

骨折手法复位是利用力学的三点固定原则和杠杆原理,整复骨折端。多数四肢长骨骨折均可通过闭合复位获得满意效果。因骨折手法复位是在盲探中进行,所以进行手法复位时,手法应轻柔,争取一次复位成功。粗暴的手法和反复多次的复位,均可影响骨折愈合,甚至引起并发症。

二、复位手法

现临床常用的复位手法仍延续中医学《医宗金鉴》中的"正骨八法"实施。

1. 手摸心会

在整复前,必须用手先触摸骨折部位,用心去体会骨折端移位、损伤等情况。这也是施用其他整复手法前的必要步骤,以便把 X 线片上显示的骨折断端移位情况和患者肢体实际情况结合起来,在术者头脑中构成一个骨折移位图像。触摸时先轻后重,由浅及深,从远到近,两头相对,确切了解骨折端在体内的方位。

2. 拔伸牵引

拔伸牵引是正骨最基本的手法。术者位于患者肢体远端,助手位于骨折近端并握住患者肢体近段,或借助特殊器械,在对抗牵引下,沿其纵轴以各种方法施行牵引,矫正骨折移位。一般可行手力牵引,如需力量较大,可以将骨牵引的牵引弓系于螺旋牵引架的螺旋杆上,转动螺旋杆进行牵引,称螺旋牵引(图 1 - 9 - 1 - 1)。

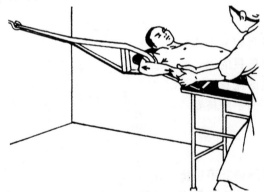

图 1 - 9 - 1 - 1　螺旋牵引(拔伸牵引)手法

3. 旋转屈伸

本手法主要用于纠正骨折的旋转或成角移位。向心或近关节部位的骨折,由于近骨折端相对固定不易改变方向和位置,而骨折远端失去近端控制后可以随意改变位置,一般拔伸牵引手法难以完全纠正肢体力线,需要配合旋转屈伸手法(图 1 - 9 - 1 - 2)。

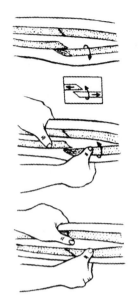

图1-9-1-2　旋转屈伸手法

4. 提按端挤

"提、端"二字主要含有上提、端起的意思，"按、挤"二字则意谓按下和挤进。该手法主要用于纠正骨折的侧方移位，但一般必须等到骨折重叠、旋转和成角得以纠正后进行（图1-9-1-3，图1-9-1-4）。该手法术者两手密切配合至关重要。

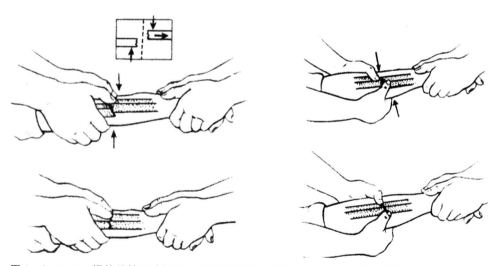

图1-9-1-3　提按端挤手法矫正上下侧方移位　　**图1-9-1-4　提按端挤手法矫正内外侧方移位**

5. 摇摆触碰

该手法仅适用于横断或锯齿样骨折。使用该法前，术者必须肯定骨折断端已经有了大部分的接触。使用该法起到矫正残余移位，增加断端进一步稳定的作用。

6. 夹挤分骨

本法主要用于两骨或多骨并列部位骨折的整复。操作要领是术者两手拇指与拇指,示、中、环指与示、中、环指并列,分别放于骨折部位的前后两侧(掌背侧或跖背侧),通过向相反两侧夹挤,拉紧骨间膜而整复骨折的侧方移位(图1-9-1-5)。

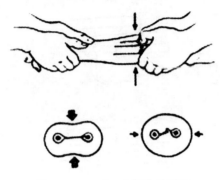

图1-9-1-5 夹挤分骨手法

7. 折顶回旋

折顶是中医正骨手法中非常具有代表性的手法之一,主要用于依靠其他手法不能整复的前臂骨折。许多情况下,越是加大牵引力量,软组织越是紧张而不利于整复。利用折顶手法起到先"过杠"后"矫正"的目的。当骨折断端呈大斜形或螺旋形,而且断端"背靠背"移位,或者断端间有软组织嵌入时,一般牵引手法是无济于事的。术者以双手分别握住骨折两断端,以近端为固定点,以远端绕近端适当旋转(根据X线片所显示的旋转移位特点,决定向哪个方向回旋断端),使骨折斜面相对而有利于对位(图1-9-1-6,图1-9-1-7)。

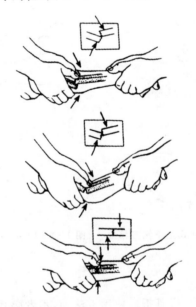

图1-9-1-6 折顶回旋手法

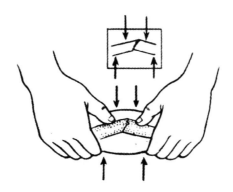

图 1-9-1-7 折顶回旋手法

8. 按摩推拿

在正骨八法中,该手法不仅可以用于善后,也可以在整复开始时和"手摸心会"并用。在骨折得以整复后,进一步理顺筋脉,对功能的完全恢复非常重要。

三、操作步骤

(1)复位前要全面掌握病情,根据 X 线片上骨折移位情况确定整复方案。

(2)手法治疗前要充分完善准备工作。

(3)应用麻醉来解除肌肉痉挛和止痛,可应用局麻、神经阻滞麻醉或全身麻醉,后者多用于儿童。麻醉生效后,将患肢各关节置于肌肉松弛位,以减少肌肉对骨折的牵拉力,有利于骨折复位。

(4)沿肢体长轴行缓慢而稳固的手法牵拉,使肌肉放松,断端对合。牵引力的大小以患者肌肉强度、年龄和性别等为依据,有时单用手法牵拉就能使之整复。

(5)骨折整复后,为保持复位后的位置,可用小夹板固定或者石膏固定。

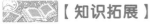【知识拓展】

骨折治疗的原则

治疗骨折的最终目的是使受伤肢体最大限度的恢复功能。因此,在骨折治疗中,其复位、固定、功能锻炼这三个基本原则十分重要。

1. 复位

复位是指将骨折后发生移位的骨折断端重新恢复正常或接近原有的解剖关系,以重新恢复骨骼的支架作用。复位的方法有闭合复位和手术复位。

2. 固定

骨折复位后,因不稳定,容易发生再移位,因此,要采用不同的方法将其固定在满意的位置,使其逐渐愈合。常用的固定方法有:小夹板、石膏绷带、外固定支架、牵引制动固定等,这些固定方法称外固定。如果通过手术切开,用钢板、钢针、髓内针、螺丝钉等固定,则称内固定。

3.功能锻炼

功能锻炼是指通过受伤肢体肌肉收缩,增加骨折周围组织的血液循环,促进骨折愈合,防止肌肉萎缩,通过主动或被动活动未被固定的关节,防止关节粘连、关节囊挛缩等,使受伤肢体的功能尽快恢复到骨折前的正常状态。

 【注意事项】

(1)骨折后,近侧骨折段的位置不易改变,而远侧骨折段因失去连续性,可使之移动。因此,骨折复位时,原则是远端对近端,即将远侧骨折段对准近侧骨折段所指的方向进行复位。

(2)注意手法轻柔迅速,切忌反复整复,切忌手法粗暴。

(3)整复完毕给予妥善固定以维持整复后位置。

 【实训作业】

1.分组练习。

2.阅读 X 线片,提出整复方案。

实训二　牵引技术

> **案例引入** ▶
>
> 患者,男,32 岁,因不慎摔倒导致右小腿疼痛、肿胀、活动受限,拍片示"右胫骨下 1/3 骨折"。
>
> 试思考:
>
> 1.患者下一步需如何处理?
>
> 2.该患者应采取哪种牵引方式?
>
> 3.操作时应该注意哪些问题?

【实训目标】

1.掌握几种临床常用牵引技术。

2.掌握牵引术的注意事项。

3.了解牵引的目的。

【实训方法】

1.教师讲解常用的骨折的牵引技术。

2.结合影像学分析演示牵引技术应用的基本原则。

3.学生分组练习。

【实训准备】

实训室,宽胶布、方形小木板,纱布绷带、纱布、棉垫、胶布、骨钻包、牵引弓、牵引绳、吊钩、秤砣、布朗氏架等。

【实训内容】

一、引言

牵引技术是骨科常用的治疗方法,利用牵引力和反牵引力作用于骨折部,以达到复位或维持复位固定的目的,同时也用于炎症肢体的制动和挛缩畸形肢体的矫正治疗。牵引技术分为持续皮肤牵引、持续骨骼牵引、特殊牵引等。

二、方法

(一)皮肤牵引

(1)暴露双侧下肢,并保持下肢清洁干燥。

(2)将合适宽度的宽胶布裁成需要的长度,中间粘上方形小木板,小木板中间钻孔,引入牵引绳并固定在小木板上,将宽胶布两端分散裁开。

(3)将胶布贴敷于患肢皮肤上并用绷带包扎或牵引带包捆于患肢皮肤上,利用其与皮肤的摩擦力,将牵引绳通过滑轮装置,下垂后系吊钩,在吊钩上放置合适重量的秤砣使其在肢体远端施加持续牵引力传递到骨骼上。

持续皮肤牵引适用于小儿股骨骨折和年老体弱者的四肢骨折。

(二)骨牵引

骨牵引是用克氏针或斯氏针贯穿骨端松质骨,再通过螺旋或滑车装置予以牵引,使牵引力直接作用于骨骼上,用以对抗肢体肌肉的痉挛或收缩的力量,达到骨折复位或固定的目的。常用的骨牵引有以下几种。

1. 股骨髁上骨牵引

股骨髁上骨牵引适用于有移位的股骨骨折、骨盆环骨折、髋关节中心脱位等。陈旧性髋关节脱位或先天性髋关节脱位的术前准备及由于软组织挛缩引起的髋关节畸形,用皮肤牵引无效者。

【操作步骤】

(1)将患肢置于布朗牵引支架上。

(2)定位:自髌骨上缘近侧1 cm内,画一条与股骨垂直的横线(老年人骨质疏松,打钉要距髌骨上缘高一些,青壮年骨质坚硬,打钉要距髌骨上缘近一些)。再沿腓骨小头前缘与股骨内髁隆起最高点,各做一条与髌骨上缘横线相交的垂直线,相交的两点作为标志,即斯氏针的进出点。

(3)消毒,局部麻醉后,从大腿内侧标记点刺入斯氏针直至股骨,锤击或钻入斯氏针,使斯氏针穿出外侧皮肤标记点,使两侧牵引针外露部分等长。

(4)用巾钳将进针处凹陷的皮肤拉平,安装牵引弓,在牵引架上进行牵引。牵引所用的总重量应根据伤员体重和损伤情况决定,如骨盆骨折、股骨骨折和髋关节脱位的牵引总重量,成人一般按体重的七分之一或八分之一计算,年老体弱者,肌肉损伤过多或有病理性骨折者,可用体重的九分之一重量。

2. 胫骨结节骨牵引

适用于有移位的股骨及骨盆环骨折、髋关节中心脱位等。此法操作方便,相对安全,较常用,但不如股骨髁上牵引作用直接,且不便调整旋转。

【操作步骤】

(1)将患肢置于牵引架上。

(2)定位:穿针的部位在胫骨结节向下 1 cm,向后 2 cm 交叉点,即为穿针进出点。

(3)消毒铺巾,局部浸润麻醉后从内侧标记点刺入斯氏针直至胫骨,锤击或钻入斯氏针,使斯氏针穿出外侧皮肤标记点,使两侧牵引针外露部分等长。

(4)用巾钳将进针处凹陷的皮肤拉平,安装牵引弓,在牵引架上进行牵引。牵引所用的总重量应根据伤员体重和损伤情况决定,如骨盆骨折、股骨骨折和髋关节脱位的牵引总重量,成人一般按体重的七分之一或八分之一计算,年老体弱者,肌肉损伤过多或有病理性骨折者,可用体重的九分之一重量。

3. 跟骨骨牵引

适用于胫腓骨不稳定骨折、某些跟骨骨折及膝关节轻度挛缩畸形的早期治疗。

【操作步骤】

(1)将患肢置于牵引架上。

(2)定位:内侧穿针点为自内踝尖端和足跟后下缘连线中点,注意勿损伤胫后动脉及胫神经。

(3)标记后消毒铺巾,局部浸润麻醉后从内侧标记点刺入斯氏针直至跟骨,锤击或钻入斯氏针,使斯氏针由内向外向近端斜 10°～15° 穿入,穿出外侧皮肤,使两侧牵引针外露部分等长。

(4)用巾钳将进针处凹陷的皮肤拉平,安装牵引弓,在牵引架上进行牵引。牵引所用的总重量应根据伤员体重和损伤情况决定,成人一般按体重的十二分之一计算。

4. 尺骨鹰嘴骨牵引

适用于肱骨颈、干、肱骨髁上及髁间粉碎性骨折,局部肿胀严重,不能立即复位者。

【操作步骤】

(1)肘关节屈曲 90°,在鹰嘴最突出部作为进针点(图 1-9-2-1)。

(2)标记后消毒铺巾,局部浸润麻醉后从内侧标记点刺入斯氏针直至尺骨,锤击或钻入斯氏针穿入,注意勿损伤位于肱骨内上髁下方的尺神经。

(3)连接牵引弓,悬吊于牵引架上,连接吊钩及合适重量秤砣。

(三)特殊牵引

1. 颌枕带牵引

适用于轻度颈椎骨折或脱位,颈椎间盘突出症及根性颈椎病等。分为卧床持续牵引和坐

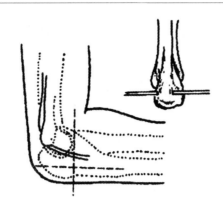

图 1-9-2-1 尺骨鹰嘴骨牵引穿入位置

位牵引两种方法。

(1)坐位牵引:将颌枕带佩戴于患者头部,短头置于枕部,长头置于下颌部,连接滑轮及吊钩。牵引重量自 6 kg 开始,逐渐增加,可到 15 kg,但要注意不要牵引过重,以免加重症状。牵引时间为每日 1～2 次,每次 30 分钟左右(图 1-9-2-2)。

(2)卧床持续牵引:将颌枕带佩戴于患者头部,短头置于枕部,长头置于下颌部,连接滑轮及吊钩。牵引重量一般为 2.5～3 kg,这样使颈椎间隙松弛,病变处水肿尽快吸收,使其症状缓解。

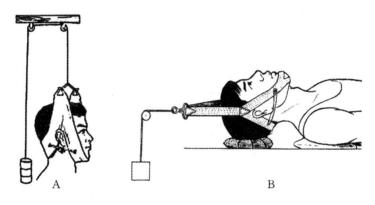

图 1-9-2-2 颌枕带牵引
A.坐位牵引;B.仰卧位牵引(右)

2. 骨盆悬带牵引

适用于骨盆骨折有明显分离移位者,即所谓"开书型骨折"。骨盆兜用帆布制成,其宽度上抵髂骨翼顶点,下达股骨大转子,悬吊重量以将臀部抬离床面为准(图 1-9-2-3)。

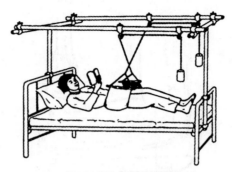

图 1－9－2－3　骨盆悬吊牵引

 【知识拓展】

颅骨牵引

颅骨牵引适用于颈椎骨折和脱位,特别是伴有脊髓损伤者。

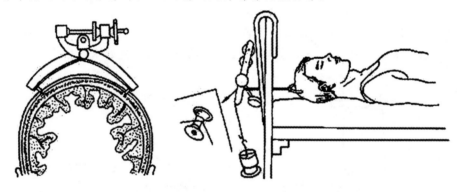

牵引弓的安装及钻孔深度　　　　　　　　颅骨牵引状态

 【注意事项】

(1)皮肤牵引的重量一般不超过 5 kg。行下肢皮牵引时牵引带不能压迫腓骨头部,以免压迫腓总神经,导致麻痹。

(2)骨牵引时经常检查牵引针处有无不适,如皮肤绷得过紧,可适当切开少许减张;穿针处如有感染,可设法使之引流通畅,保持皮肤干燥;感染严重时应拔出钢针改换位置牵引。

(3)牵引期间必须每天测量伤肢的长度,观察血循环情况,注意牵引重量切勿过重,防止牵引过度。肢体肿胀消退后,应酌情减轻牵引重量。

(4)牵引开始数日,应透视矫正骨折端对位情况,及时调整体位或加小夹板或纸垫矫正。

(5)牵引时间一般不超过 8 周,如需继续牵引治疗,则应更换牵引针的部位,或改用皮肤牵引。

(6)牵引过程中应鼓励患者进行功能锻炼,防止伤肢及未牵引肢体肌肉萎缩,关节僵硬。

(7)牵引的方法和重量应根据患者的骨折部位、年龄、性别、肌肉发达程度、软组织损伤情况来选择。其牵引重量太小达不到复位和固定的目的;重量过大,可产生骨折分离移位。

【实训作业】

1.分组练习。

2.掌握常用牵引方法及牵引重量。

【医考真题】

关于 Colles 骨折的治疗,下列哪项是错误的(　　)

A.复位重要的是要恢复正常的掌倾角和尺倾角

B.多数需要手术治疗

C.复位时需要充分的牵引

D.应早期进行手指的屈伸活动

E.4～6 周可去除外固定开始腕关节活动

实训三　石膏固定术

案例引入

　　患者,女,32 岁,不慎碰伤左前臂,伤后感患处疼痛、肿胀、活动受限,X 线片提示"左前臂桡骨裂纹骨折"。

　　试思考:

　　1.该患者应采取哪种石膏固定方式?

　　2.操作时应该注意哪些问题?

【实训目标】

1.掌握几种常用石膏固定的技术。

2.掌握石膏固定的目的。

3.掌握石膏固定的注意事项。

【实训方法】

1.教师讲解常用的骨折固定石膏的使用方法。

2.学生分组练习。

【实训准备】

实训室、传统石膏绷带、绷带、棉垫或棉纸、胶布等。

【实训内容】

一、引言

传统石膏绷带是将无水硫酸钙(熟石灰)的细粉末撒在特制的稀孔绷带上,吸水结晶后,十分坚固。其适用于骨关节损伤及术后的外固定,能够根据肢体的形状塑形,易于达到三点固定的治疗原则,固定确实、护理方便、便于长途运送。但固定部位相对较沉重、透气性及 X 射线透光性差,一般因须超过骨折部的上、下关节,可导致关节僵硬。所以,必须严格掌握石膏固定的适应证。

【适应证】

(1)某些部位的骨折小夹板难于固定者,如脊柱骨折。

(2)开放性骨折清创缝合术后,创口愈合之前不宜用小夹板固定者。

(3)病理性骨折。

(4)某些骨关节术后,需较长时间固定于特定位置者,如关节融合术。

(5)为了维持畸形矫正术后的位置者。

(6)化脓性骨髓炎和关节炎患肢的固定。

二、固定方法

(一)操作步骤

1. 准备

(1)测量肢体的长度和宽度,准备石膏条、衬垫等物品,同时做好操作人员分工。

(2)放衬垫:可以用棉垫也可以用棉纸。为了保护皮肤和其他软组织不被压伤导致褥疮,在包石膏前,必须用衬垫包绕固定肢体,骨突出处应加放衬垫。

2. 浸泡

(1)将石膏绷带卷平放在温水桶内,待无气泡时取出。

(2)以手握其两端展平,轻轻挤去水分。

(3)置于台上,手掌快速抹平,并放置衬垫。

3. 包扎

(1)石膏绷带紧贴皮肤,不能有褶皱。

(2)缠绕绷带时以滚动法进行,勿拉紧。

4. 塑形

(1)石膏未干透之前迅速用手掌塑形,使石膏更贴合肢体。

(2)保持被固定部位的适当体位直至石膏完全干透。

(3)修整两端,远端肢体要充分暴露以便于观察。

(4)标明石膏固定和拆除的日期。

（二）常用的不同石膏固定类型

1. 石膏托

在平板上，按需要将石膏绷带折叠成需要长度的石膏条，置于伤肢的背侧（或后侧），用绷带卷包缠，达到固定的目的。上肢一般10~12层，下肢一般12~15层。其宽度应包围肢体周径的2/3为宜。

2. 石膏夹板

按做石膏托的方法制作两条石膏带，分别置贴于被固定肢体的伸侧及屈侧，用手抹平贴于肢体，绷带包缠。石膏夹板固定的牢固性优于石膏托，多用于骨关节损伤后肢体肿胀，便于调整松紧，以防影响肢体血运。

3. 石膏管型

其是将石膏条带置于伤肢屈伸两侧，再用石膏绷带包缠固定肢体的方法，适用于上肢及下肢（图1-9-3-1）。有时为防止肢体肿胀导致血液循环障碍，在石膏管型塑形后尚未干硬时，于肢体前方纵行剖开，称之为石膏管型的剖缝。

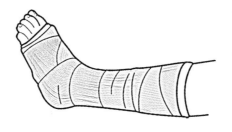

图1-9-3-1 石膏管型

4. 躯干石膏

其是采用石膏条带与石膏绷带相结合形成一个整体包缠固定躯干的方法，如头颈胸石膏、石膏背心、髋人字石膏等。

5. 特殊类型石膏

其是根据伤情和病情的需要，制成各种类型的石膏以达到外固定的目的，如蛙式石膏用于治疗先天性髋关节脱位。

（三）石膏固定时常用肢体关节所处功能位置

1. 手与腕关节

拇指对掌位，其他手指与拇指成对掌位。整个手的功能位即掌指关节轻度屈曲，手指分开，各指间关节稍许弯曲，拇指内旋正对示指，呈握球姿势；腕关节背屈15°~30°，向尺侧偏斜约10°（在桡骨下端骨折有移位时）如执笔姿势。前臂呈中立位。

2. 肘关节

屈曲90°。

3. 肩关节

上臂外展 50°~70°,肩关节前屈 40°,外旋 15°~20°,肘关节屈 90°;前臂轻度旋前,使拇指尖对准患者鼻尖,石膏包扎后称"肩人字石膏"。

4. 踝关节

中立位足背伸 90°与小腿成直角。

5. 膝关节

屈曲 5°~10°,幼童可伸直位。

6. 髋关节

根据性别、年龄、职业不同稍有变动,一般外展 10°~20°,屈曲 10°~15°。

7. 蛙式石膏

两侧髋关节均外展外旋并屈膝 90°。

 【知识拓展】

1798 年,Eaton 首次描写用石膏作硬化物质固定创伤。1872 年,St. John 提倡在石膏和皮肤之间衬以棉花,预防并发症。1914—1918 年间,Boehler 指出石膏绷带包扎的并发症多半是因包扎技术不良引起。

自然界中多半为生石膏,加热成为熟石膏,熟石膏遇水,可重新结晶硬化、定型,一般需要 10~20 分钟(与水温、石膏材质有关),这个阶段称为"临界点",此阶段不能用外力重复搅动,否则结晶形成不完全。临界点之后不能再对石膏进行塑形或改变石膏位置,以免折断石膏或影响石膏与肢体贴合度。

 【注意事项】

(1)石膏绷带要平整,切勿将其扭转再包,以防形成皱折。

(2)包扎石膏绷带过程中,不可用手指顶压石膏,以免产生局部压迫而发生溃疡。

(3)注意足弓的塑形以防发生医源性平底足。

(4)应将手指、足趾露出,既有利于功能锻炼,又便于密切观察肢体的血液循环、感觉和活动功能等。如有持续剧痛、患肢麻木、颜色发紫及皮温下降等症状,应及时将石膏绷带纵行剖开,以免发生缺血性肌挛缩或肢体坏疽。

(5)石膏绷带包扎完毕后,应在石膏上注明包石膏的日期和类型;如有创口,需将其标明位置或直接开窗。

(6)应抬高患肢,以利消除肿胀;如因肿胀消退引起石膏过松,而失去固定作用,应及时更换。

(7)石膏绷带固定过程中,应作主动肌肉舒缩锻炼,未被固定的关节应早期活动,防止骨质疏松和肌肉萎缩。

 【实训作业】

1.学生分组练习。

2.记住石膏固定时操作步骤及肢体功能位置。

【医考真题】

化脓性关节炎局部牵引治疗的目的( )
A.使受累关节休息
B.避免或减少关节面压力
C.解除肌肉痉挛,减轻疼痛
D.防止或矫正畸形

实训四 小夹板固定技术

案例引入▶

患者,女,52岁,因不慎摔倒导致右桡骨远端疼痛、肿胀、活动受限,X线片提示"右桡骨远端Colles骨折"。
试思考:
1.患者下一步需如何处理?
2.如何为该患者进行小夹板外固定?
3.操作时应该注意哪些问题?

【实训目标】

1.掌握临床常用的小夹板固定技术。
2.掌握小夹板固定的目的和在院前急救中的作用。
3.掌握小夹板固定的注意事项。

【实训方法】

1.教师讲解小夹板固定技术的历史、选料、用品、目的、固定方法和小夹板固定在院前急救的重要作用。
2.以前臂为例,教师行固定方法的示范操作。
3.学生分组练习。

【实训准备】

实训室、纱布绷带、棉垫、横带、小夹板、胶布等。

【实训内容】

一、引言

小夹板作为传统中医用来治疗骨折的方法，有悠久的历史。其具有价格低廉、取材方便、简便易行、固定效果可靠、无需固定上下关节、便于早期功能锻炼等显著特点，在临床有广泛的用途。小夹板一般用厚 3～5 mm 的柳木、椴木、杉木或竹片制成。行小夹板固定时往往需要配合固定垫使用，常用的固定垫有平垫、大头垫、坡形垫、空心垫、分骨垫等。固定垫在小夹板内的作用是防止骨折复位后再发生移位，但不可依赖固定垫对骨折段的挤压作用来代替手法复位，否则将引起压迫性溃疡或肌肉缺血性坏死等不良后果。

二、固定方法

1. 选择夹板

根据骨折的不同部位，选用不同类型的夹板。小夹板宽度的总和，应略窄于患肢的最大周径，使每两块小夹板之间有一定的空隙，一般为 1 cm 左右。最常见的有超肩肱骨干夹板、尺桡骨夹板、桡骨远端夹板、胫腓骨超踝夹板、踝关节夹板等。

2. 放置夹板

骨折复位后，将棉垫包绕在骨折肢体周围，根据骨折的不同部位和移位情况，选用不同类型的固定垫。其中平垫常用的有两垫、三垫及四垫固定法。将小夹板依次安置于骨折处肢体四周。

3. 捆扎绑带

外用 3～4 根横带捆扎，松紧以绑带可上下活动各 1 cm 为度。夹板外面可用绷带包扎，以防止绑带松动及夹板脱落。捆扎完毕之后注意观察肢端血运。若是上肢骨折，一般需将患肢置于屈肘 90°的体位，并将前臂水平悬吊于颈部；若是下肢骨折，一般需让患者平卧，患肢抬高，高于心脏水平，以利患肢消肿。

三、临床常用的几种小夹板固定

1. 桡骨远端骨折小夹板固定

手法整复后，垫以柔软衬物，用四块夹板超腕关节固定，Colles 骨折腕关节处背侧、桡侧夹板应超过掌侧和尺侧夹板；Smith 骨折则应反之。捆扎绑带，共捆四道，先捆中间两道，后捆近、远两端，捆两周，打活结固定，捆绑时两手用力要均匀。将前臂置中立位，屈肘 90°，悬吊于胸前。注意检查绑带松紧度和肢端血运。

2. 前臂双骨折固定

整复成功后，用四块夹板固定。夹板宽度根据施用位置又有所不同，掌侧及背侧夹板的上、下两端各为患肢前臂上下两段最大周径的 1/3，尺桡侧夹板各为患肢前臂最大周径的 1/7。夹板长度亦有所不同，掌侧夹板由肘横纹至腕横纹，背侧夹板由尺骨鹰嘴至腕关节或掌指关节，桡侧夹板由桡骨头至桡骨茎突，尺侧夹板自肱骨内上髁至第五掌骨基底部。之后放置分骨垫和平垫并用胶布固定。将夹板分别放在前臂掌、背、桡、尺侧（院前急救时，可用两块夹板分别放置于前臂掌、背侧,如只有一块夹板时,则根据患者体位放在前臂下面以支撑固定患肢,夹板长度要超过肘腕关节),放置掌侧夹板时注意夹板不要卡压到肘窝,以免压迫肘窝内血管和神经。在伤员手心放棉花等柔软物,让其握住,使腕节稍向背屈。捆扎绑带部分同上述"桡骨远端骨折小夹板固定"。屈肘 90°,前臂中立位,最后用大悬臂带悬吊或前臂带柱托板固定。注意检查绑带松紧度和肢端血运。(图 1-9-4-2)

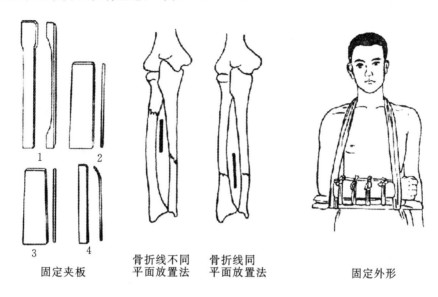

固定夹板　　骨折线不同　骨折线同　　固定外形
　　　　　　平面放置法　平面放置法

图 1-9-4-1　前臂骨折小夹板固定

3.肱骨干骨折固定

手法整复后用四块夹板分别置于上臂内、外、前、后侧(院前急救时可用两块夹板置于上臂内、外侧,如只有一块夹板时则放在上臂外侧),肱骨干上 1/3 骨折要超肩关节固定,下 1/3 骨折要超肘关节固定,中 1/3 骨折则不超过上、下关节。放置夹板时注意夹板不要卡压到肘窝、腋窝,以免压迫肘、腋窝内血管和神经。根据骨折类型放置固定垫,但避免在桡神经沟部放置固定垫,以防桡神经受压。捆扎绑带部分同上述"桡骨远端骨折小夹板固定"。最后,前臂用带柱托板或三角巾将前臂置于中立位,肘关节屈曲 90°,再用宽布带将患肢与身体固定,注意检查绑带松紧度和肢端血运。(图 1-9-4-2)

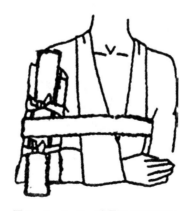

图 1-9-4-2　肱骨干骨折固定

4. 股骨干骨折固定

股骨干骨折因大腿肌肉力量强大，肌群丰厚，股骨干相对较细，手法复位后用石膏或小夹板外固定均不能维持骨折对位。因此，股骨干完全骨折不论何种类型，皆为不稳定型。夹板固定一般用于院前急救。

伤员仰卧，伤腿伸直。用两块夹板放于大腿内、外侧。外侧由腋窝到足跟，内侧由腹股沟到足跟（只有一块夹板则放到外侧），注意避免卡压到腋窝，或用棉垫将夹板靠腋窝一端包裹。关节及空隙部位加软垫，用7条布带，先将骨折上下两端固定，然后分别在腋下、胸、腰部及膝、踝关节等处扎牢固定。固定时，必须使脚掌与小腿呈垂直，用"8"字形包扎固定。注意应保持肢端暴露以观察血运。（图1-9-4-3）

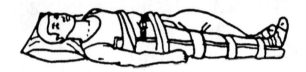

图1-9-4-3　大腿骨折固定法

5. 小腿骨折固定

整复成功后，根据骨折断端移位情况放置固定垫后取五块夹板固定。外、后、内侧各放一块，前侧放两块。上1/3骨折：内外侧板上端超过膝关节10cm，前侧板上端平胫骨内外髁，后侧板上端超腘窝；各夹板下端至内外踝上4cm。中1/3骨折：内外侧板上至胫骨内外髁上缘，下平内外踝；后侧板上至腘窝下2cm，下至跟骨结节；两前侧板上平胫骨结节，下至踝关节上。下1/3骨折，内外侧板上至胫骨内外髁，下至足底；后侧板与前侧板同中1/3骨折。放置夹板时，避免夹板直接压迫腓骨小头或以棉垫保护。用四道绑带捆扎，用绑带先扎好中间2道，后捆两端；下1/3骨折的内、外侧板在足跟下方作超踝关节捆扎固定。下肢置于中立位，膝关节屈曲20°～30°，注意检查绑带松紧度和肢端血运。（图1-9-4-4）

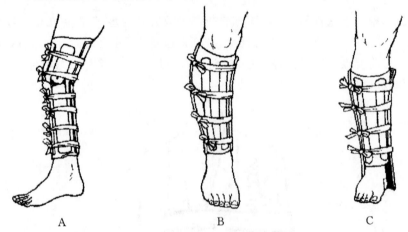

A   B   C

图1-9-4-4　小腿骨折固定

A.上1/3骨折固定法；B.中1/3骨折固定法；C.下1/3骨折固定法

院前急救时用两块由大腿中段到脚跟长的木板加垫后,放在小腿的内侧和外侧(只有一块木板时,则放在外侧),关节处垫置软物,用 5 条布带分段扎牢固定。首先固定小腿骨折的上下两端,然后依次固定大腿中部、膝关节、踝关节并使小腿与脚掌呈垂直,用"8"字形固定。注意暴露患肢末端以观察血运。

【知识拓展】

小夹板固定

小夹板外固定是中国传统医学治疗骨折的特色,有其完整的理论体系和治疗原则,结合了中医骨伤科医生特有的正骨八法等技术,形成了中医骨科特有的技术体系。早先因地域或取材不同,有南北派之分,南派以杉树皮小夹板为代表,北派以柳木夹板为代表,两者各具特色。建国后,小夹板治疗骨折法得到发掘,发展。但目前小夹板治疗骨折受到全球化的冲击,境况不容乐观。

【注意事项】

(1)绑带固定不可过紧,否则会导致肢体过度肿胀进而引起缺血性肌挛缩。
(2)严格定期复查,检查夹板松紧及肢端血运情况。
(3)根据肢体的情况,选择长度及宽度合适的夹板。
(4)夹板固定过程中注意维持骨折断端的位置。

【实训作业】

1.分组练习。
2.试述小夹板外固定的注意事项。

【医考真题】

男孩,左肘摔伤急诊就医,小夹板外固定后,前臂肿胀,手部青白发凉,麻木无力,经拍 X 线片,诊断为左肱骨髁上骨折伸直型,若不及时处理,其最可能的后果是(   )
A.感染
B.缺血性骨坏死
C.骨化性肌炎
D.关节僵硬
E.缺血性肌挛缩

实训五　局部封闭技术

案例引入▶

　　患者,女,36岁,近日劳动时感右肘关节疼痛,活动受限,无明显肿胀,右肱骨外上髁处压痛,无外伤病史,X线片提示未见明显骨质异常。

　　试思考:

　　1.患者最可能的诊断是什么?

　　2.应给该患者制定何种治疗方案?

　　3.操作时应该注意哪些问题?

【实训目标】

　　1.掌握临床几种常用的局部封闭技术。

　　2.掌握局部封闭治疗的目的。

　　3.掌握局部封闭治疗的注意事项。

【实训方法】

　　1.教师示范讲解局部封闭技术的治疗目的、操作注意事项及操作步骤。

　　2.学生分组练习。

【实训准备】

1.器械

实训室、酒精棉球、换药包、纱布、胶布及各型规格的无菌注射器等。

2.药物

(1)常用的皮质类固醇制剂:10 mg/mL 或 40 mg/mL 的醋酸曲安奈德;40 mg/mL 的醋酸甲泼尼龙(中效);25 mg/mL 的氢化可的松(短效)。

(2)常用的局麻药:5 mg/mL 或 10 mg/mL 或 20 mg/mL 的利多卡因;5 mg/mL 的布比卡因。

(3)肾上腺素:1 mg/mL 的肾上腺素。

【实训内容】

一、引言

　　局部封闭技术是由局部麻醉演变而来的一种治疗疼痛的方法,主要是使用局麻药物及糖皮质激素的混合液注射于疼痛的部位,达到消炎、镇痛的目的。该方法效果显著,安全性较高,应用方便,经济性好,是一种非常实用的治疗方法。

二、操作方法

(一)术前准备

1. 患者准备

与患者交流治疗方案、注射方法和可能的不良反应,取得患者的知情同意,让患者采取舒适的坐位或卧位以接受治疗。

2. 注射部位准备

确定注射部位,将局部皮肤以示指和拇指拉紧,用消毒针头盲端的护套标记穿刺点,消毒皮肤。

3. 配置准备

选取合适大小的无菌注射器,抽取预定剂量的类固醇,并抽取预定剂量的局麻药,混匀。

(二)注射步骤

消毒后拉紧清洁皮肤,将针头快速刺入,以一定角度朝病变方向进针,回吸以确定针尖不在血管内并检查有无化脓性感染,进行注射,快速退针,以棉球或纱布压迫穿刺点,将注射器及针头扔入废锐器桶内。纱布包扎胶布固定。注射后留观 30 分钟,以确保无过敏或其他不良反应。

(三)骨科临床常用的局部封闭技术

1. 肩周炎

(1)5 mL 注射器抽取 40 mg/mL 醋酸曲安奈德 1 mL 及 1% 利多卡因 4 mL,总容量共 5 mL。

(2)患者取坐位,环抱双臂,暴露肩关节后方穿刺点,确定肩峰后角及喙突的位置,分别以拇指及示指按住此两点,注射针在肩峰后角下方透皮穿入,朝向喙突方向前进,直至针尖抵达关节腔或触及到肱骨头软骨的骨质抵抗感。将注射器内的药物一次性注入完毕。

(3)术后患者应经常行尽可能大范围的患肢肢体摆动及伸展运动,并随肩部疼痛的逐渐减轻逐步加大活动范围。

2. 肱骨外上髁炎(网球肘)

(1)1 mL 注射器抽取 40 mg/mL 醋酸曲安奈德 0.25 mL 及 2% 利多卡因 0.75 mL,总容量 1 mL。

(2)患者取坐位,患侧肘部屈曲,手掌向上放于操作台上。确定肱骨外上髁位置,标定其前份骨面为穿刺点,在标定处穿刺,以与肘部折痕相垂直的平面进针,触及骨质为止,扇状注射药物于肌腱内。

(3)患者肘部休息 10 天,如症状复发,可行第 2 次注射治疗,但应与第 1 次注射间隔 10 天以上。

【知识拓展】

导致局部封闭疗法并发症的原因

局部封闭疗法出现并发症的原因主要有以下几个方面：①选择了不恰当的药物。②药物剂量过大。③药物被误注到其他组织。④因注射技术欠佳致使药物扩散至临近组织。⑤注射次数过于频繁。⑥对病因重视不够。⑦对术后护理或康复关注不够。

【注意事项】

(1)穿刺过程中应观察患者有无不适,便于及早发现过敏或其他意外。

(2)操作者应对体表及穿刺部位解剖非常熟悉。

(3)注射时用示指和拇指用力绷紧皮肤,垂直进针,快速进针。

【实训作业】

1.学生分组练习。

2.试述常用注射部位及注射步骤。

实训六　关节穿刺技术

案例引入

　　患者,男,26岁,剧烈活动后感左膝关节疼痛,活动受限,休息后第二天左膝关节肿胀明显,疼痛加重。查浮髌试验阳性,X线片提示未见明显骨质异常。

　　试思考:

　　1.应给该患者制定何种治疗方案?

　　2.操作时应该注意哪些问题?

　　3.该患者还应进行哪些检查?

【实训目标】

1.掌握临床几种常见的关节穿刺技术。

2.掌握关节穿刺的目的。

3.掌握关节穿刺的注意事项。

【实训方法】

1.教师讲述临床关节穿刺的适应证(诊断性穿刺和治疗性穿刺)、禁忌证和关节穿刺的应用解剖。

2.教师以膝关节为例演示关节穿刺技术。

3.学生分组模拟练习。

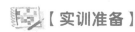【实训准备】

实训室、纱布绷带、纱布、胶布、穿刺包、2%利多卡因、生理盐水、消毒包等。

【实训内容】

一、引言

当四肢关节腔内积液,需行穿刺抽液检查、引流或必要时注射药物进行治疗,以及行关节造影术时,可施行关节穿刺术。

【适应证】

(1)急性发病的关节肿胀、疼痛或伴有局部皮肤发红和发热,尤其表现在单个关节,怀疑感染性或创伤性关节炎的患者。

(2)未确诊的关节肿痛伴积液,需采集关节液做诊断用途的患者。

(3)已确诊的关节炎,但个别持久不愈的关节腔内有较多积液,影响关节功能的患者。

(4)通过关节镜进行肉眼观察、滑膜活检或切除及游离体清除等处理的患者。

(5)向关节腔内注入造影剂以做关节造影等检查的患者。

(6)关节腔内注入药物等治疗措施的术前操作。

二、方法

(一)术前准备

(1)确定治疗方案,向患者解释该项操作的必要性、可能出现的问题及术前和术后的注意事项,征得患者及家属的同意后,由患者或家属签字。

(2)穿刺前完成各种关键性检查,如出凝血时间、传染病检测、血常规等。

(3)观察穿刺部位有无皮肤及皮下组织的感染及破溃,凝血机制是否异常,如皮肤不清洁时应给予必要的清洗。

(4)选择好合适大小的穿刺针,使患者的关节做被动或主动的全方位运动,以便于关节内容物的重新悬浮。

(二)操作步骤

选择好穿刺点并用画线笔做标记。穿刺点应选择易于进入关节腔的部位,并避开血管、神经、肌腱及皮损等。操作时术者的手指不可接触进针点的皮肤及针点。常用的穿刺部位有肩关节、肘关节、腕关节、髋关节、膝关节和踝关节。

1.肩关节

(1)患肢轻度外展外旋,肘关节屈曲位。于肱骨小结节与喙突之间垂直进针刺入关节腔。

(2)从喙突尖下外侧三角肌前缘,向后外方向进针刺入关节腔。

2. 肘关节

（1）肘关节屈曲90°，紧依桡骨头近侧，于其后外向前下进针刺入关节腔。此处关节囊表面最浅，桡骨头也易触及。

（2）在尺骨鹰嘴顶端和肱骨外上髁之间向内前方进针刺入关节腔。

（3）经尺骨鹰嘴上方，通过肱三头肌腱向前下方进针刺入关节腔。

3. 腕关节

在腕关节背面，鼻烟窝尺侧，桡骨远端垂直进针刺入关节腔。

4. 髋关节

患者平卧位。

（1）在髂前上棘与耻骨结节连线的中点，腹股沟韧带下2 cm，股动脉外侧垂直进针刺入关节腔。

（2）在大转子下缘的前面，与肢体长轴呈45°向上向内进针刺入关节腔。推进时应使针贴近股骨转子间线，进入5～10 cm即可进入关节腔。

（3）在大转子中点与髂后下棘连线的中外1/3处垂直进针刺入关节腔。

5. 膝关节

（1）以髌骨上缘的水平线与髌骨内外缘的垂直线的交点为穿刺点，经此点进针刺入关节腔。

（2）经髌韧带的两侧，紧贴髌骨下方向后进针刺入关节腔。

6. 踝关节

（1）在外踝尖下缘，向内上进针，经外踝与距骨之间刺入关节腔。

（2）在内踝尖下缘，向外上进针，经外踝与距骨之间刺入关节腔。

摆好患者的体位，常规消毒和铺洞巾，用2%的利多卡因局部麻醉，并准备好需要注射的药物，穿刺时让患者放松。

穿刺针进入皮肤速度要快，穿刺时边抽吸边进针，轻轻抽取同时将针向前推进，直到出现滑液。穿刺如遇到骨性阻挡，宜略退针少许或略退并稍改换穿刺方向，再边抽吸边进针。如发现在关节囊外有感染性液体或脓液，应立即停止继续进针，此时，最好先对穿刺到的软组织感染区进行抗菌治疗，对有明显脓液的感染灶应切开引流，并应探明感染灶的范围且明确与关节腔的关系，切不可轻易进入关节腔。穿刺完毕，拔除针头后，应用碘酒消毒穿刺点。

术后嘱患者的负重关节休息1～2天，接受抗凝治疗的患者应制动1～2天，必要时关节附近可加用冰块和应用弹性绷带缠绕关节。穿刺区域3天勿浴。

【知识拓展】

关节穿刺术诊断

关节穿刺术分诊断性穿刺术与治疗性穿刺术，其中诊断性穿刺术指关节积液时抽液检查，确定积液性质和诊断；或作关节造影用。治疗性穿刺术包括化脓性关节炎的抽脓、冲洗和注入抗菌药物；关节腔内药物注射治疗；以及关节损伤或关节手术后发生大量积血时，抽出积血，以减少粘连，防止感染。

【注意事项】

(1)应严格无菌操作,以免引起关节腔感染。

(2)穿刺时边抽、边进针。当刺入血管,吸出新鲜血时,应退出少许,改变方向后再进针。

(3)穿刺不宜过深,以免损伤关节软骨。

(4)关节腔内注射类固醇,不宜超过三次,以免造成关节损伤。

(5)关节腔内有明显积液者,穿刺后应加压包扎,适当固定。根据液体多少确定穿刺间隔时间,一般每周不超过 2 次。

【实训作业】

1.学生分组练习。

2.试述关节穿刺时操作要点及注意事项。

第二部分

外科病例分析

实训一　甲状腺癌病例分析

【实训目标】

1. 掌握甲状腺癌的临床表现、诊断、预防及主要治疗措施。
2. 熟悉甲状腺癌的病因、发病机制及鉴别诊断。
3. 了解甲状腺癌的手术方式。

【实训方法】

1. PBL 教学：由同学模拟标准化患者，学生分组练习问诊并逐步展开病例分析讨论。
2. 教师针对学生讨论的结果进行讲评、总结，观看教学录像。
3. 结束后总结病例讨论内容，书写实验报告。

【实训准备】

实训室、标准化患者（提前培训标准化患者三名）、笔、记录本、教学视频等。

【实训内容】

甲状腺癌已成为发病率快速上升的我国最常见的恶性肿瘤之一，尤其好发于中青年女性，女性和男性比例为 3：1，已成为近 20 年来我国癌症谱中女性恶性肿瘤发病率上升速度最快的肿瘤。甲状腺癌按病理类型划分主要包括乳头状癌、滤泡状癌、髓样癌、未分化癌四大类，其中以乳头状癌发病率上升最为明显。

一、病例引入

患者，女，43 岁，因"甲状腺结节 3 个月。"来院就诊。

思考：

1. 引起患者上述症状的常见疾病有哪几种？
2. 如果要进一步诊断，还需要了解患者的哪些信息？

（学生分三组对病例进行讨论，并练习对标准化患者进行问诊。）

步骤一：问诊要点

1. 现病史

（1）询问患者甲状腺结节出现的时间、大小、位置、形态、质地、活动性、生长情况等，大多数甲状腺结节是通过体检筛查发现的，少有自觉症状。

（2）伴随症状：询问患者是否有吞咽困难、饮水呛咳、声音嘶哑、呼吸困难、心慌、畏热、乏力畏寒、手颤、食欲亢进或减退、体重明显变化、颈部淋巴结肿大等症状。

2. 既往史

询问患者既往患过何种疾病、何时患病和治疗效果如何,如甲状腺结节病史等。应注意询问患者幼年时有无头颈部放射史。

3. 个人史

询问患者的工作生活方式,如是否长期精神压力过大,有无高碘饮食习惯等。有无长期服药情况,如雌激素类药物等。

4. 婚育及月经史

询问女性患者的婚史、孕产史、月经情况等。

5. 家族史

询问患者有无家族甲状腺恶性肿瘤病史,及其他遗传性疾病家族史。

步骤二:体格检查要点

1. 甲状腺峡部触诊

检查者站于受检查者前面,用拇指从胸骨上切迹向上触摸,可触到气管前软组织,判断有无增厚,此时请受检者做吞咽动作,可感到此软组织在手指下滑动,判断有无增大和肿块。

2. 甲状腺侧叶触诊

一手拇指施压于一叶甲状软骨,将气管推向对侧,另一手示、中指在对侧胸锁乳突肌后缘向前推挤甲状腺侧叶,拇指在胸锁乳突肌前缘触诊,受检者配合做吞咽动作,重复检查,可触及被推挤的甲状腺。用同样方法检查另一叶甲状腺。注意在前位检查时,检查者拇指应交叉检查对侧,即右拇指查左侧,左拇指查右侧。

3. 后面触诊

被检者取坐位,检查者站在被检查者后面,一手示、中指施压于一叶甲状软骨,将气管推向对侧,另一手拇指在对侧胸锁乳突肌后缘向前推挤甲状腺,示、中指在其前缘触诊甲状腺。再配合受检者的吞咽动作,重复检查。用同样方法检查另一侧甲状腺。

步骤三:辅助检查要点

1. 实验室检查

行血常规、尿常规、大便常规+潜血、生化水平、肿瘤标志物、甲状腺功能、甲状旁腺激素水平、感染系列筛查等。

2. 影像学检查

甲状腺彩超:超声检查对软组织分辨力较高,且无痛无创,操作简便,价格低廉,其阳性率可优于 X 线摄影等检查,准确率达 $80\% \sim 90\%$,对于体检时手诊不能触及的甲状腺结节的诊断很有帮助,已成为部分地区和单位的常规体检项目。

颈部增强 CT 扫描:CT 扫描具有很高的密度分辨率和空间分辨率,可清楚地显示甲状腺的解剖形态,如大小、形态、边缘、密度、与周围组织的关系等,也可以了解甲状腺癌病灶的大小、数量、位置和肿物与周围组织的解剖关系等。

X线检查:普通的X线检查对甲状腺癌的诊断意义不大,颈部X线检查的重要性在于了解气管有无受压、变形、移位,在甲状腺癌肺转移、骨转移时诊断意义较大。

核素检查:甲状腺有吸碘和浓集碘的功能,放射性碘进入人体后大多数分布在甲状腺内,可以显示甲状腺形态,并可测定甲状腺的吸碘率。但是,也有部分甲状腺癌的摄取^{131}碘(^{131}I)的功能很差,还应借助其他检查方法,使诊断效果有所提高。

3. 病理学检查

甲状腺细针穿刺细胞学检查:该检查是术前评估甲状腺结节良恶性敏感度和特异性最高的方法。诊断甲状腺癌的敏感度为83%(65%~98%),有经验者的检查者进行细针穿刺细胞学检查(FNAB),特异性为92%(72%~100%),假阳性率、假阴性率均为5%。

二、病例资料

患者,女,48岁,因"发现甲状腺结节3天"来院就诊。

患者3天前查体行甲状腺彩超检查时发现"右叶甲状腺结节",自行未扪及,无疼痛,无吞咽困难、饮水呛咳、声音嘶哑、心慌乏力等不适,于当地医院行甲状腺针吸细胞学检查,提示为"查见大量滤泡上皮细胞,有异型性,考虑甲状腺癌"。为求系统诊治,就诊于我科,以"右甲状腺癌"收入我科。患者自发病以来,神志清,精神可,纳、眠可,二便调,体重无明显变化。

体格检查:T 36.3℃,P 89次/分,R 18次/分,Bp 120/75 mmHg。发育正常,营养良好,表情自如,正常面容,神志清楚,步态正常,语言清晰,查体合作。全身皮肤黏膜无黄染,无肝掌、蜘蛛痣。全身浅表皮肤、黏膜无黄染,浅表淋巴结无肿大。头颅无畸形,双瞳孔等大等圆,对光反射灵敏。心肺听诊未见明显异常。腹部无压痛、反跳痛,脊柱四肢查体无异常,生理反射存在,病理反射未引出。

专科情况:颈前无隆起,双侧甲状腺Ⅰ°肿大,腺体质软,右叶中极可扪及约2.5 cm×2 cm肿块,质韧硬,边界不清,随吞咽上下移动,压痛(一),颈部周围未触及明显肿大淋巴结。

思考:根据以上问诊内容及查体结果,为明确诊断下一步应做哪些实验室和辅助检查?

三、实验室和辅助检查

1. 甲状腺B超

甲状腺右叶中极探及一1.9 cm×1.2 cm低回声,欠规则,边界欠清,回声欠均匀,纵横比大于1。彩色多普勒血流显像(CDFI):低回声内部及周边见丰富血流信号。

2. 甲状腺针吸细胞学检查

查见大量滤泡上皮细胞,有异型性,考虑甲状腺癌。

四、初步诊断、诊断依据和鉴别诊断

思考:该患者的初步诊断是什么? 诊断依据是什么? 需要和哪些疾病鉴别诊断?

初步诊断

(右)甲状腺癌。

诊断依据

1. 病史

患者3天前查体行甲状腺彩超检查时发现"右叶甲状腺结节",自行未扪及,无疼痛,无吞咽困难。无饮水呛咳、声音嘶哑、心慌乏力等不适,于当地医院行甲状腺针吸细胞学检查,提示为"查见大量滤泡上皮细胞,有异型性,考虑甲状腺癌"。

2. 体格检查

颈前无隆起,双侧甲状腺Ⅰ°肿大,腺体质软,右叶中极可扪及约2.5 cm×2 cm肿块,质韧硬,边界不清,随吞咽上下移动,压痛(－),颈部周围未触及明显肿大淋巴结。

2. 实验室和辅助检查

实验室和辅助检查结果进一步支持诊断。

鉴别诊断

1. 甲状腺腺瘤

其是临床上最常见的甲状腺良性肿瘤,多发生于20~40岁的女性。病理分为滤泡性腺瘤和乳头状腺瘤。腺瘤多为局限性有包膜的单发结节,生长缓慢。初起多无症状,肿块可如杏仁、红枣或核桃大小,表面光滑,无压痛,随吞咽上下移动。瘤块大者可压迫气管移位,约10%发生癌变。

2. 淋巴性甲状腺炎

其为自身免疫性疾病,多发于中年女性,为慢性进行性双侧甲状腺对称性肿大,橡皮样硬度,表面有结节,周围组织不粘连。一般无自觉症状。病变长期持续常伴有甲状腺功能不足表现。

3. 结节性甲状腺肿

一般有缺碘的基础,中年妇女多见,病史较长,病变常累及双侧甲状腺,呈多发结节,结节大小不一,平滑,质软,结节一般无压迫症状。

思考:除上述疾病之外,还有哪些疾病需要注意与甲状腺癌鉴别?

五、治疗

思考:根据患者情况,为患者制订治疗方案。

1. 手术治疗

甲状腺癌的手术治疗包括甲状腺本身的手术,以及颈淋巴结清扫。甲状腺的切除范围目前仍有分歧,范围最小的为一侧腺叶加峡部切除,最大至甲状腺全切除。

2. 内分泌治疗

甲状腺癌作次全或全切除者应终身服用甲状腺素片,以预防甲状腺功能减退及抑制促甲状腺激素(TSH)。乳头状腺癌和滤泡状腺癌均有TSH受体,TSH通过其受体能影响甲状腺癌的生长。

3. 放射性核素治疗

对乳头状腺癌、滤泡状腺癌,术后应用^{131}I放射治疗。其适合于45岁以上患者、多发性癌灶、局部侵袭性肿瘤及存在远处转移者。

4. 放射外照射治疗

其主要用于未分化型甲状腺癌。

【知识拓展】

甲状腺癌手术记录

患者取仰卧位,肩部垫高,颈部后伸。常规消毒,铺无菌手术巾单,全麻生效后,取右颈部胸骨柄上方两横指做横切口,长约6 cm,逐层切开皮肤、皮下组织、颈阔肌,游离皮瓣,沿颈前前正中线切开颈前肌群,暴露右叶甲状腺,右叶甲状腺中极可触及约2 cm×1.5 cm大小肿物,质地中等、表面欠光滑、移动度差,游离右叶甲状腺,注意保护右侧喉返神经、喉上神经,沿肿物边缘钝性、锐性交替分离肿物,完整切除肿物,送快速病理检查,严密止血,等待病理结果。病理结果显示:右甲状腺乳头状癌,术中诊断右甲状腺癌明确,决定行右侧功能性颈清术。扩大切口,向右延长至右侧胸锁乳突肌前缘,左侧延长至胸锁乳突肌后缘,并沿胸锁乳突肌后缘向上延长,游离皮瓣,上至下颌骨下缘,下至锁骨上缘,内侧至颈前正中线,外侧至斜方肌前缘。在颈外三角游离皮瓣并暴露副神经,游离胸锁乳突肌,注意保护其后方颈动脉鞘,切开颈动脉鞘,游离颈内静脉外侧,注意保护颈内静脉及其下缘的胸导管;在锁骨上方约2 cm处切开深筋膜,注意保护膈神经、臂丛,沿斜方肌前缘、前中斜角肌、肩胛提肌表面及颈内静脉外侧,清除颈后三角及胸锁乳突肌、颈内静脉外侧区淋巴结及淋巴脂肪组织;进一步清除颈动脉、甲状腺中静脉、甲状腺上动静脉周围淋巴结及淋巴脂肪组织,注意保护右侧喉返神经、喉上神经,清除气管前、气管食管旁淋巴结,在健侧甲状腺峡部离断甲状腺,缝合甲状腺创面,切断颈前肌群,取出标本,严密止血,冲洗创面,沿切口放置负压引流管,逐层缝合切口。标本送病理检查。术毕。

实训二　乳腺癌病例分析

【实训目标】

1. 掌握乳腺癌的临床表现、诊断、预防及主要治疗措施。
2. 熟悉乳腺癌的病因、发病机制及鉴别诊断。
3. 了解乳腺癌的手术方式。

【实训方法】

1. PBL教学:由同学模拟标准化患者,学生分组练习问诊并逐步展开病例分析讨论。
2. 教师针对学生讨论的结果进行讲评、总结,观看教学录像。
3. 结束后总结病例讨论内容,书写实验报告。

实训室、标准化患者(提前培训标准化患者三名)、乳房查体模型、笔、记录本、教学视频等。

【实训内容】

乳腺癌是中国女性最常见的恶性肿瘤,且呈增长趋势,发病率占全身各种恶性肿瘤的7%～10%。乳腺癌的发病常与遗传有关,以40～60岁之间的绝经期前后的妇女发病率较高。其主要临床症状有乳腺肿块、乳头溢液、皮肤改变、乳头乳晕异常、腋窝淋巴结肿大等。早期发现、早期诊断,是提高其治疗效果的关键。

一、病例引入

患者,女,48岁,因"右乳肿块2个月"来院就诊。

思考:

1.引起患者上述症状的常见疾病有哪几种?

2.如果要进一步诊断,还需要了解患者的哪些信息?

(学生分三组对病例进行讨论,并练习对标准化患者进行问诊。)

步骤一:问诊要点

1.现病史

(1)询问患者乳房肿块出现的时间、肿块大小、位置、形态、质地、活动性、生长情况等,大多数乳腺癌的肿块表现为无痛性肿块。

(2)伴随症状:询问患者是否有乳房疼痛、乳头溢液、局部皮肤破溃、乳头乳晕异常、腋窝淋巴结肿大等。

2.既往史

询问患者既往患过何种疾病、患病时间和治疗效果,如乳腺增生病史、乳腺肿块病史等。还应注意询问患者过敏史。

3.个人史

询问患者的习惯与嗜好,如烟酒嗜好或者其他不良嗜好。有无长期服药情况,如雌激素类药物、精神类药物等。

4.婚育及月经史

询问女性患者孕产史、哺乳史及月经情况,尤其注意询问月经初潮年龄。

5.家族史

要注意询问患者有无直系亲属乳腺癌病史,及其他遗传性疾病家族史。

步骤二:体格检查要点

充分暴露双侧乳房,观察双乳是否对称,大小有无改变,有无肿胀隆起或凹陷,皮肤颜色有无变化,有无溃破,两侧乳房是否在同一水平线上。检查时手指并拢,以指腹部接触乳房,并选择轻、中、重不同力度进行触诊,切记不可用手捏抓乳房,一般左手检查右乳房,右手检查左乳房,进行腋下淋巴结检查也应以手放平触诊,不可提抓腋下组织或腋下皮肤。

步骤三:辅助检查要点

1. 实验室检查

行血常规、尿常规、大便常规＋潜血、生化水平、女性肿瘤标志物、女性激素系列、感染系列检查等。

2. 影像学检查

乳腺钼靶 X 线摄影检查:其可以观察到临床触摸不到肿块的早期乳腺癌,尤其是新一代数字式乳腺钼靶 X 线摄影检查使图像更清晰,对早期乳腺癌的诊断率更高,其鉴别良、恶性肿瘤的准确率甚至可达 90％以上。

B 超检查:其是乳腺疾病常用的检查方法之一,可与乳腺钼靶 X 线摄影检查结合起来使用。该方法具有无毒、无害、简便等特点,能鉴别良、恶性,囊、实性及增生等乳腺疾病。

另外,还有乳管镜检查、病理学检查等,若怀疑肿瘤转移,可根据具体情况选择 ECT 骨扫描、相关部位的 CT 检查等。

二、病例资料

患者,女,48 岁,因"右乳肿块 2 个月"来院就诊。

患者 2 个月前无意间发现右乳肿块,如小枣样大小,无疼痛,质地韧硬,边界不清,肿物固定不移,未行特殊治疗,近半月来自觉肿块较前有所增大,为求系统诊治,就诊于我科。患者自发病以来,神志清,精神可,纳、眠可,二便调,体重无明显变化。

体格检查:T 36.5 ℃,P 84 次/分,R 18 次/分,Bp 110/80 mmHg。发育正常,营养良好,表情自如,正常面容,神志清楚,步态正常,语言清晰,查体合作。全身皮肤黏膜无黄染,无肝掌、蜘蛛痣。全身浅表皮肤、黏膜无黄染,浅表淋巴结无肿大。头颅无畸形,双瞳孔等大等圆,对光反射灵敏。心肺听诊未见明显异常。腹部无压痛、反跳痛,脊柱四肢查体无异常,生理反射存在,病理反射未引出。

专科情况:双乳大致对称,腺体软韧,右乳外上象限可扪及一肿块约 3 cm×3 cm,质韧硬,边界不清,与周围组织粘连,活动度差,酒窝征(＋),橘皮征(一),左乳未见明显异常,挤压双乳头未见溢液,双乳皮肤未见破溃,无浅表静脉曲张,双侧腋下未扪及明显肿大淋巴结。

思考:根据以上问诊内容及查体结果,为明确诊断下一步应做哪些实验室和辅助检查?

三、实验室和辅助检查

1. 乳腺 B 超

右乳外上象限腺体层内探及一 2.7 cm×2.1 cm 低回声,欠规则,呈蟹足样突起,界欠清,回声欠均匀,纵横比大于 1。CDFI:低回声内部及周边见丰富血流信号。

2. 乳腺钼靶

右乳高密度影,BI-RADS 4b 级。

四、初步诊断、诊断依据和鉴别诊断

思考:该患者的初步诊断是什么? 诊断依据是什么? 需要和哪些疾病鉴别诊断?

初步诊断

(右)乳腺癌。

诊断依据

1. 病史

患者2个月前无意间发现右乳肿块,如小枣样大小,无疼痛,质地韧硬,边界不清,肿物固定不移,未行特殊治疗,近半月来自觉肿块较前有所增大。

2. 体格检查

双乳大致对称,腺体软韧,右乳外上象限可扪及一肿块约3 cm×3 cm,质韧硬,边界不清,与周围组织粘连,活动度差,酒窝征(+),橘皮征(−),左乳未见明显异常,挤压双乳头未见溢液,双乳皮肤未见破溃,无浅表静脉曲张,双侧腋下未扪及明显肿大淋巴结。

3. 实验室和辅助检查

结果进一步支持诊断。

鉴别诊断

1. 乳腺纤维腺瘤

本病的乳房肿块呈圆形或卵圆形,质地韧实,表面光滑,边界清楚,活动度大,肿块生长缓慢,同侧腋窝淋巴结无肿大,发病年龄以30岁以下者为多见。

2. 乳腺增生病

本病多见于中年妇女,特点是乳房胀痛,肿块可呈周期性变化,与月经周期有关。肿块或局部乳腺增厚与周围组织分界不明显。

思考:除上述疾病之外,还有哪些疾病需要注意与乳腺癌鉴别?

五、治疗

思考:根据患者情况,为患者制订治疗方案。

根据肿瘤的分期和患者的身体状况,酌情采用手术、放疗、化疗、内分泌治疗、生物靶向治疗及中医药辅助治疗等多种手段。手术、放疗属于局部治疗,化疗、内分泌治疗、靶向治疗及中医药治疗,属于全身治疗。治疗过程中医生会兼顾患者的局部治疗和全身治疗,对早、中期乳腺癌患者争取治愈,对晚期患者延长寿命,提高生活质量。

1. 手术治疗

乳腺癌的手术治疗包括乳腺和腋窝淋巴结两部分。乳腺手术有保留乳房手术(保乳术)和全乳房切除术(乳腺癌根治术、乳腺癌改良根治术),腋窝淋巴结手术有前哨淋巴结活检术和腋窝淋巴结清扫术。

2. 放疗

放疗是利用放射线破坏癌细胞的生长、繁殖,达到控制和消灭癌细胞的作用。

3. 化疗

化学治疗是一种应用抗癌药物抑制癌细胞分裂,破坏癌细胞的治疗方法,简称化疗。

4. 内分泌治疗

内分泌治疗是采用药物或去除内分泌腺体的方法来调节机体内分泌功能,减少内分泌激素的分泌量,从而达到治疗乳腺癌的目的。

5. 分子靶向治疗

分子靶向治疗是近年来最为活跃的研究领域之一,与化疗药物相比,它是具有多环节作用机制的新型抗肿瘤治疗药。

6. 中医治疗

中医治疗肿瘤强调调节与平衡的原则,恢复和增强机体内部的抗病能力,从而达到阴阳平衡治疗肿瘤的目的。

【知识拓展】

乳腺癌改良根治术手术记录

全身麻醉起效后,患者仰卧位,常规消毒铺巾。距肿瘤边缘约 5 cm 做梭形切口,切口长径约 15 cm。在皮肤与浅筋膜间做皮瓣分离,皮瓣下保留约 0.5 cm 厚的皮下脂肪层,上界为锁骨下缘,下界达肋弓处,内侧界近胸骨,外侧界为背阔肌前缘,将乳腺从胸大肌筋膜浅面分离。分离胸大肌、胸小肌,保留胸肩峰动脉、胸肌支和胸前神经外侧支,切断其内侧支。在喙突处切断胸小肌止点,在胸小肌深面解剖腋静脉,清除腋血管周围的淋巴组织。保留胸长神经、胸背神经及肩胛下血管支。切断胸小肌与肋骨的附着处,分离前锯肌、肩胛下肌和背阔肌的筋膜组织,将其与腋部淋巴结、脂肪组织、胸小肌和整个乳房成块地切除(如保留胸大肌和胸小肌,在清除胸小肌筋膜和胸肌间淋巴结时,需将乳房向外侧牵拉,将淋巴脂肪组织切除)。乳腺、胸肌间淋巴结、腋淋巴结整块切除后,保留胸大肌、胸小肌、胸前神经分支以及胸长和胸背神经。放置负压引流管。仔细对伤口创面止血,缝合皮肤。切除组织送病理检查。术毕。

实训三　腹股沟疝病例分析

【实训目标】

1. 掌握常见腹外疝的临床表现、诊断、预防及主要治疗措施。
2. 掌握常见腹外疝的初步处理能力,能与患者及其家属进行有效的交流沟通。
3. 熟悉常见腹外疝的病因、发病机制及鉴别诊断。
4. 了解常见腹外疝的手术方式。

【实训方法】

1. PBL教学：由同学模拟标准化患者，学生分组练习问诊并逐步展开病例分析讨论。
2. 教师针对学生讨论的结果进行讲评、总结，观看教学录像。
3. 结束后总结病例讨论内容，书写实验报告。

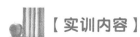【实训准备】

实训室，标准化患者（提前培训标准化患者三名），腹部查体模型，笔，记录本、教学视频等。

【实训内容】

腹股沟疝又被称为耻骨肌孔疝，分为腹股沟斜疝和腹股沟直疝，是腹部外科常见疾病之一，俗称"疝气"。腹股沟斜疝占腹股沟疝的95％，右侧比左侧多见。老年患者中直疝发生率有所上升，但仍以斜疝为多见。腹壁肌肉强度降低，腹内压力增高是引起腹股沟疝的主要原因。绝大多数的腹股沟疝可以根据患者的临床症状及查体确诊。如果疝气比较小，表现不典型，通过B超检查基本可以确诊。嵌顿性疝、绞窄性疝的临床症状多较严重，若不及时治疗，容易引起严重的并发症。

一、病例引入

患者，男，59岁，因"右侧腹股沟区可复性肿物1年"来院就诊。
思考：
1. 引起患者上述症状的常见疾病有哪几种？
2. 如果要进一步诊断，还需要了解患者的哪些信息？
（学生分三组对病例进行讨论，并练习对标准化患者进行问诊。）

步骤一：问诊要点

1. 现病史

（1）肿块：腹股沟区突出的，与体位或腹内压增加动作相关的肿块具有典型意义。注意肿块的大小、性质、走行方向，是否可还纳、还纳的程度。可复性肿块突然还纳困难是嵌顿疝的表现。此外，本病病程的长短与病情轻重有一定关系。

（2）伴随症状：腹股沟疝可无其他症状，部分患者可出现坠胀感、牵拉感，并随肿块增大而明显。疼痛的程度与疝内容物的肿胀、受压、缺血有关，突然出现的剧烈疼痛是嵌顿疝的表现。如果嵌顿内容物为肠袢，可有恶心、呕吐、腹胀、便秘等表现。如果疝内容物出现绞窄，可有脓毒症的全身表现，病情严重。如果患者疼痛减轻，还应考虑是否出现穿孔，而不能简单认为病情好转。

2. 既往史

询问患者既往有无类似病史，有无可引起腹内压增高的病史，如咳喘、便秘、前列腺增生等。

3. 个人史

询问患者的习惯与嗜好,如烟酒嗜好或者其他不良嗜好。

4. 婚育及月经史

注意询问患者的家庭情况。

5. 家族史

疝形成具有家族遗传性。注意询问有无传染病接触史、其他遗传性疾病家族史,如血友病等。

步骤二:体格检查要点

1. 腹股沟区肿块

肿块在平卧位或用手轻轻推挤即可完全消失者为易复性疝,肿块不能完全回纳者为难复性疝,肿块突然增大并伴紧张、压痛者为嵌顿性疝。如肿块触诊柔软,表面光滑、叩诊鼓音,疝内容为肠袢。如肿块坚韧,弹性差,叩诊浊音,疝内容物为大网膜。

2. 回纳肿块

腹股沟斜疝回纳疝块后压迫腹股沟内环体表投影处肿块不复出现,指尖触诊可发现外环口宽大松弛,咳嗽时可有冲击感。

3. 其他检查

透光试验鉴别肿块性质;睾丸检查有助于鉴别诊断及发现有无睾丸病变或发育畸形;嵌顿疝可出现肠梗阻体征,绞窄疝可出现腹膜刺激征。

步骤三:辅助检查要点

影像学检查不是必须的,但可明确诊断或鉴别诊断,可选择应用,如 B 超、CT 等。

二、病例资料

患者,男,59 岁,因"右侧腹股沟区可复性肿物 1 年"来院就诊。

患者于 1 年前无明显诱因出现右侧腹股沟区肿物,约核桃大小,站立或行走后出现,平卧休息时可消失,未进入阴囊。无腹痛、腹胀、恶心、呕吐,无发热、寒战,无局部红肿、疼痛。未行特殊处理。1 年来,包块体积逐渐增大,有时伴有坠胀不适。今日为进一步诊治,来我院。门诊以"右侧腹股沟疝"收入我科。患者自发病以来,神志清、精神可,食欲良好,睡眠良好,二便正常,体力情况良好。

体格检查:T 37.5℃,P 58 次/分,R 20 次/分,Bp 137/88 mmHg。神志清,精神好。心肺查体无明显异常。腹部查体见专科情况,脊柱四肢查体无异常,生理反射存在,病理反射未引出。

专科情况:右腹股沟区可见一约 5 cm×6 cm 大小的肿物,质软,无压痛,未进入阴囊。还纳后手指按压内环口,肿物不再突出,咳嗽时外环口指尖有冲击感。右侧腹股沟近外环口处可触及直径约 2 cm 包块,质韧,光滑,无压痛,可活动,无法还纳。对侧腹股沟区未扪及明显肿物,双侧阴囊可触及睾丸。

思考:根据以上问诊内容及查体结果,为明确诊断下一步应做哪些检查?

三、实验室和辅助检查

血常规:WBC 9.4×10^9/L、NE 76.2％。

凝血常规:PT 11.3 s,APTT 23.2 s,INR 0.97,FIB 4.68 g/L,D-二聚体 2.08 mg/L。

四、初步诊断、诊断依据和鉴别诊断

思考:该患者的初步诊断是什么? 诊断依据是什么? 需要和哪些疾病鉴别诊断?

初步诊断

右侧腹股沟疝。

诊断依据

1. 病史

右侧腹股沟区可复性肿物 1 年,未进入阴囊,包块体积渐增大,有时伴有坠胀不适。

2. 体格检查

右腹股沟区可见一约 5 cm×6 cm 大小的肿物,质软,无压痛,未进入阴囊。还纳后手指按压内环口,肿物不再突出,咳嗽时外环口指尖有冲击感。右侧腹股沟近外环口处可触及直径约 2 cm 包块,质韧,光滑,无压痛,可活动,无法还纳。对侧腹股沟区未扪及明显肿物,双侧阴囊可触及睾丸。

3. 实验室和辅助检查

实验室和辅助检查结果进一步支持诊断结果。

鉴别诊断

1. 睾丸鞘膜积液

肿物局限于阴囊,囊性感,无蒂柄进入腹股沟管,可触及清楚上缘,睾丸扪不清,透光试验等有助于明确诊断。

2. 隐睾

睾丸下降不全,停留于腹股沟内形成包块,边界清楚,压之出现特有的胀痛感,患侧阴囊空虚有助于明确诊断。

思考:除上述疾病之外,还有哪些疾病需要鉴别? 如何进一步明确是腹股沟斜疝还是腹股沟直疝?

五、治疗

思考:根据患者情况,为患者制订治疗方案。

腹股沟疝一般不能自愈,不及时治疗会加重病情,甚至发生严重并发症,且给以后治疗增加困难。

1. 非手术治疗

1岁以下的婴幼儿腹股沟斜疝可暂用束带压住深环,年老体弱或其他严重疾病不能耐受手术者可用疝带治疗,但需注意会增加嵌顿的概率。

2. 手术治疗

腹股沟疝最有效的治疗方法是手术修补,术前应先处理引起腹内压增高的原因以及糖尿病等。手术方式有传统的疝修补术、无张力疝修补术、经腹腔镜疝修补术等。

(1)传统的疝修补术。

①疝囊高位结扎术:其是在疝囊颈部高位结扎切断疝囊,是各类疝手术的基本步骤。婴幼儿单纯行此术常能获得满意疗效。绞窄性斜疝为避免因感染造成修补失败,通常也先采取单纯疝囊高位结扎术,以后再择期修补腹壁缺损。

②张力性疝修补术:分为修补或加强腹股沟管前壁和后壁两种方式。修补前壁的 Ferguson 法适用于腹股沟后壁较坚强,疝囊较小的斜、直疝。修补加强后壁的方法有:Bassini 法适用于青壮年斜疝、老年人直疝。Halsted 法适用于老年人斜疝,由于精索移位较高,可能影响其发育,不适用于儿童与年轻患者。Mcvay 法适用于腹壁肌肉重度薄弱的成人、老年人和复发性斜疝、直疝。Shouldice 法适用于较大的成人腹股沟斜疝和直疝。

(2)无张力疝修补术:以人工生物材料作为补片用以修补腹股沟管缺损,克服了传统手术对正常组织解剖结构的干扰,而且修补后周围组织无张力,有平片式无张力疝修补术和疝环充填式无张力疝修补术。随着修补材料的发展和对腹股沟解剖特点的进一步认识,无张力疝修补术逐渐成为常规手术。

(3)经腹腔镜疝修补术:是在无张力疝修补术基础上发展起来的一种微创技术,具有创伤小、恢复快、复发率低、无局部牵扯感等优点。方法有经腹膜前法、完全经腹膜外法、经腹腔补片植入法、单纯疝环缝合法。

 【知识拓展】

右腹股沟斜疝无张力修补术手术记录

麻醉成功后,患者取平卧位,常规消毒,铺无菌巾、单,取右腹股沟韧带中点上1.5 cm至耻骨结节,做平行于腹股沟韧带斜行切口约5 cm,依次切开腹壁各层,剪开腹外斜肌腱膜,打开外环口,注意保护髂腹下、髂腹股沟神经,游离腹股沟管,上界至弓状下缘上方3 cm,外侧至腹股沟韧带,内侧至联合腱,下方至暴露耻骨结节,切开提睾肌及精索内筋膜,于精索内上方找到疝囊,切开疝囊,探查疝囊颈位于腹壁下动脉的外侧,证实为斜疝,横断疝囊,游离近端囊外被盖组织至疝囊颈部,内荷包缝合疝囊颈,并将疝囊还纳,用纱布条将精索提起,游离精索,放置疝塞于内环口处,四边固定于联合腱、腹横筋膜、腹股沟韧带上,重塑内环口可容1指尖。取一平片式补片,骑跨于精索并平铺于腹外斜肌腱膜下,利用7号线将补片四角固定于耻骨结节深面、腹股沟韧带、半月线、联合腱上,重塑内环口,补片四边用1号线固定,创面止血,清点纱布器械无误,分别缝合腹壁各层。手术顺利,术中出血不多,麻醉满意,术后患者安返病房。

实训四　急性阑尾炎病例分析

【实训目标】

1.掌握急性阑尾炎的临床表现、诊断、预防及主要治疗措施。
2.掌握急性阑尾炎的急诊处理能力,能与患者及其家属进行有效的交流沟通。
3.熟悉急性阑尾炎的病因、发病机制及鉴别诊断。
4.了解急性阑尾炎的手术方式。

【实训方法】

1.PBL教学:由同学模拟标准化患者,学生分组练习问诊并逐步展开病例分析讨论。
2.教师针对学生讨论的结果进行讲评、总结,观看教学录像。
3.结束后总结病例讨论内容,书写实验报告。

【实训准备】

实训室、标准化患者(提前培训标准化患者三名)、腹部查体模型、笔、记录本、教学视频等。

【实训内容】

急性阑尾炎是最常见的急腹症。阑尾腔的梗阻是诱发该病的基本病因,由于阑尾自身解剖特点,其临床过程进展较快,一旦延误诊治,可引起严重并发症。大多数患者表现为典型的始于脐周或上腹部的转移性右下腹痛的临床症状。少数患者因为年龄、妊娠等原因表现的症状不典型,病情复杂,容易漏诊、误诊。右下腹的固定压痛点是诊断阑尾炎的重要体征,但需要注意其压痛点可随阑尾位置的变异而改变。阑尾炎一经确诊符合条件者尽早手术,治疗效果良好。但急性阑尾炎的诊治不确定因素相对较高,在处理的过程中应作为考虑的重点。

一、病例引入

患者,女,48岁,因"转移性右下腹痛8小时"来院就诊。
思考:
1.引起患者上述症状的常见疾病有哪几种?
2.如果要进一步诊断,还需要了解患者的哪些信息?
(学生分三组对病例进行讨论,并练习对标准化患者进行问诊。)

步骤一:问诊要点

1.现病史

(1)腹痛:询问患者腹痛的时间、缓急,疼痛的位置、性质、特点、频度、规律性、加重与缓解因素、诱因、病情发展演变、诊疗经过及病程中的一般情况等。大多数患者具有典型的转移性右下腹痛特点。不同类型的患者,腹痛的部位、性质、程度等也有区别。

(2)伴随症状:询问患者有无胃肠道症状、尿急尿频、全身症状等。

2. 既往史

询问患者既往患过何种疾病、患病时间和治疗效果,如胃十二指肠溃疡病史、妇产科疾病史、胆道系统感染性疾病史、泌尿系结石病史、儿童近期上呼吸道感染病史等。还应注意患者过敏史。

3. 个人史

询问患者的习惯与嗜好,如烟酒嗜好或者其他不良嗜好。

4. 婚育及月经史

询问女性患者月经情况,尤其注意有无停经史。

5. 家族史

阑尾炎无家族史遗传倾向,但要注意询问患者有无传染病接触史、其他遗传性疾病家族史,如血友病等。

步骤二:体格检查要点

1. 右下腹压痛

压痛点虽常位于麦氏点,但可随阑尾位置变异而改变。压痛点位置一般固定。

2. 腹肌紧张及反跳痛

病情较轻或小儿、老年、妊娠、肥胖、盲肠后位者可不明显。

3. 体征

结肠充气试验、腰大肌紧张试验、闭孔内肌试验、直肠指诊等可进一步明确诊断或判断阑尾位置。

步骤三:辅助检查要点

1. 实验室检查

血常规检查是临床诊断的重要依据,大多数患者白细胞计数和中性粒细胞比例增高。

2. 特殊检查

影像学检查在急性阑尾炎的诊断中不是必须的,但可明确诊断或鉴别诊断,可选择应用,如 B 超、CT 等。腹腔镜可明确诊断的同时行腹腔镜阑尾切除术。

二、病例资料

患者,女,48 岁,因"转移性右下腹痛 8 小时"来院就诊。

患者 8 小时前无明显诱因出现上腹部疼痛,恶心、未吐,无发热、寒战,无反酸、暖气,无腹胀、腹泻,小便未诉异常,上述症状进行性加重,腹痛部位逐渐转移至右下腹,伴随症状基本同前,就诊于我院急症科,为进一步诊治,以"急性阑尾炎"收入我科。

患者自发病以来,神志清,精神状态较差,未进食、水,夜间睡眠良好,大小便未诉异常,体重无明显变化。

体格检查:T 37.5 ℃,P 104 次/分,R 20 次/分,Bp 110/70 mmHg。发育正常,营养良好,体型肥胖,被动体位,表情痛苦,正常面容,神志清楚,步态正常,语言清晰,查体合作。全身皮肤黏膜无黄染,无肝掌、蜘蛛痣。全身浅表皮肤、黏膜无黄染,浅表淋巴结无肿大。头颅无畸形,双瞳孔等大等圆,对光反射灵敏。心肺听诊未见明显异常。腹部查体见专科情况,脊柱四肢查体无异常,生理反射存在,病理反射未引出。

专科情况:腹部膨隆,未见腹壁静脉,未见胃肠型及蠕动波。腹软,右下腹压痛,反跳痛,局部腹肌抵抗,Murphy 征阴性,肝脾肋下未触及。移动性浊音(一),肠鸣音正常。

思考:根据以上问诊内容及查体结果,为明确诊断下一步应做哪些实验室和辅助检查?

三、实验室和辅助检查

实验室和辅助检查血常规:WBC 19.4×10^9/L、NE 86.2%。

腹部彩超:脂肪肝、右下腹增粗管状结构,阑尾炎不除外。

四、初步诊断、诊断依据和鉴别诊断

思考:该患者的初步诊断是什么? 诊断依据是什么? 需要和哪些疾病鉴别诊断?

初步诊断

1. 急性阑尾炎。
2. 局限性腹膜炎。

诊断依据

1. 病史

患者 8 小时前无明显诱因出现上腹部疼痛、恶心,无腹胀、腹泻,小便未诉异常,症状进行性加重,腹痛部位逐渐转移至右下腹。

2. 体格检查

腹部膨隆,未见腹壁静脉,未见胃肠型及蠕动波;腹软,右下腹压痛,反跳痛,局部腹肌抵抗,Murphy 征阴性。肝脾肋下未触及。移动性浊音(一),肠鸣音正常。

3. 实验室和辅助检查

实验室和辅助检查结果进一步支持诊断结果。

思考:对患者还可以进行哪些体征检查以进一步明确诊断?

鉴别诊断

1. 胃十二指肠溃疡急性穿孔

穿孔后因胃内容物沿右侧结肠旁沟流至右髂窝,可出现类似阑尾炎的转移性右下腹痛,但患者多有溃疡病史,发病急,先有上腹部刀割样剧痛,并且很快转移至右下腹或全腹,全腹压痛或反跳痛,腹肌紧张,甚至板状腹。肝浊音界缩小或消失,X 线检查膈下有游离气体,腹穿可抽

出胃肠内容物等有助于明确诊断。

2.右侧输尿管结石

输尿管结石引起右下腹痛为阵发性剧烈绞痛,疼痛沿输尿管向外阴部、大腿内侧放射。尿常规检查有红细胞,B超检查可见结石影像有助于明确诊断。

思考:除上述疾病之外,还有哪些疾病需要注意与阑尾炎鉴别?

五、治疗

思考:根据患者情况,为患者制订治疗方案。

阑尾炎明确诊断后应尽早进行阑尾切除术从而减少并发症的发生,如弥漫性腹膜炎、腹腔脓肿、粘连性肠梗阻等。如发病时间过长,已形成阑尾脓肿并有局限趋势者,可考虑非手术治疗;如术中因形成脓肿无法切除阑尾者,可行阑尾周围脓肿引流术。

1.非手术治疗

(1)禁饮食。

(2)静脉补液:补充水、电解质及热量。

(3)全身应用抗生素:阑尾炎早期可能为一种或数种细菌感染,后期绝大多数会转变为需氧菌和厌氧菌的混合感染。联合使用兼顾需氧菌和厌氧菌的广谱抗生素,可明显降低脓肿的发生率。通常可选用广谱青霉素、第二代或第三代头孢菌素、氨基糖苷类或氟喹诺酮类,与甲硝唑配伍使用。甲硝唑和克林霉素对革兰阴性肠道杆菌无杀菌活性,只适用于联合用药,不应单独使用。

2.手术治疗

根据患者的情况选用阑尾切除术、腹腔镜阑尾切除术、阑尾周围脓肿引流术等。急性单纯性阑尾炎可采用麦氏点切口或腹腔镜阑尾切除术;急性化脓性、坏疽性、穿孔性阑尾炎可采用经腹直肌切口或经麦氏点切口。

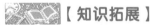【知识拓展】

阑尾切除术手术记录

麻醉成功后,患者取平卧位,常规消毒、铺巾。取右下腹麦氏点作斜切口约 3 cm,依次切开皮肤、皮下组织,止血,剪开腹外斜肌腱膜,钝性分离腹内斜肌及腹横肌,剪开腹膜,护皮,见少量淡黄色渗出液,吸净渗液,切口下方即见到阑尾根部,明显粗大,张力高,被覆脓苔,提出阑尾根部,见阑尾末端系膜与周围粘连密实,无法分离,遂于距阑尾根部约 0.5 cm 处切断阑尾,7号线结结扎并 4 号线缝扎,电刀烧灼残端黏膜,荷包包埋满意,逆行分段切断并结扎阑尾系膜,完整分离阑尾,无菌纱布蘸拭盆腔、右结肠旁沟及肠间隙,沾净渗液,检查腹腔内无明显出血,清点纱布、器械无误,逐层关腹,术后离体阑尾组织送病理检查。手术顺利,术中出血不多,麻醉满意,术毕安返病房。

实训五　肠梗阻病例分析

【实训目标】

1.掌握肠梗阻的分型、临床表现、诊断、预防及主要治疗措施。
2.掌握肠梗阻的初步处理能力,能与患者及其家属进行有效的交流沟通。
3.熟悉肠梗阻的病因、发病机制及鉴别诊断。
4.了解肠梗阻的手术方式。

【实训方法】

1.PBL 教学:由同学模拟标准化患者,学生分组练习问诊并逐步展开病例分析讨论。
2.教师针对学生讨论的结果进行讲评、总结,观看教学录像。
3.结束后总结病例讨论内容,书写实验报告。

【实训准备】

实训室、标准化患者(提前培训标准化患者三名)、腹部查体模型、笔、记录本、教学视频等。

【实训内容】

肠梗阻是常见的外科急腹症之一,粘连性肠梗阻为临床最常见的类型。不同类型的肠梗阻,临床表现有所差异,但其共同表现为腹痛、呕吐、腹胀、停止排便排气。肠梗阻病情发展快,既可引起肠管局部病变,又可涉及全身的体液代谢失调、感染、中毒,导致休克、呼吸功能障碍。水、电解质与酸碱平衡失调,以及患者年龄大合并心肺功能不全等常为其死亡原因。

一、病例引入

患者,男,53 岁,因"腹痛伴恶心、呕吐 5 天"来院就诊。
思考:
1.引起患者上述症状的常见疾病有哪几种?
2.如果要进一步诊断,还需要了解患者的哪些信息?
(学生分三组对病例进行讨论,并练习对标准化患者进行问诊。)

步骤一:问诊要点

1.现病史

(1)腹痛:询问患者腹痛初起时间、疼痛的性质、间隔时间、持续时间、变化的程度与进食和排便的关系、缓解的因素等。阵发性绞痛一般为机械性肠梗阻,持续性胀痛一般为麻痹性肠梗阻,持续性剧痛、阵发性加重考虑为绞窄性肠梗阻。

(2)呕吐:询问患者呕吐的时间、次数、频度、内容物、吐后腹痛及腹胀是否缓解等。高位梗阻呕吐出现早且频繁,呕吐物为胃十二指肠内容物。低位梗阻呕吐出现晚,量不多,呕吐物为粪样肠内容物。血性呕吐物提示肠管有血运障碍。

(3)腹胀:询问患者腹胀的程度、感觉、位置及变化、腹胀与呕吐的关系等。

(4)停止排气排便:询问患者排气排便是否完全停止、最后一次排气排便的时间、排出物的性质等。梗阻早期、不完全梗阻、高位梗阻患者可有少量排气排便,绞窄性肠梗阻患者可排血性黏液便。小儿肠套叠发作时排果酱样血便。

2. 既往史

询问既往患者有无腹部病变或外伤、手术史。

3. 个人史

询问患者的习惯与嗜好,如烟酒嗜好或者其他不良嗜好。

4. 婚育及月经史

注意询问患者家庭情况。

5. 家族史

注意询问患者有无传染病接触史、其他遗传性疾病家族史,如肿瘤等。

步骤二:体格检查要点

1. 全身情况

检查患者生命体征情况,有无干燥、少尿无尿等缺水征象,有无感染中毒、休克等征象。

2. 腹部检查

(1)视诊:腹部外形、腹胀的程度、肠型和蠕动波。机械性肠梗阻可见肠型或蠕动波;肠扭转腹部出现局部不对称隆起;低位梗阻腹胀明显;麻痹性肠梗阻呈均匀性腹胀。

(2)触诊:单纯性肠梗阻有轻压痛;绞窄性肠梗阻有固定压痛,可触及痛性包块,腹膜刺激征明显;肠扭转可触及胀大、压痛的肠袢;小儿肠套叠可在脐右上方触及表面光滑的腊肠样肿块。

(3)叩诊:绞窄性肠梗阻可出现移动性浊音。

(4)听诊:机械性肠梗阻肠鸣音亢进,绞窄性或麻痹性肠梗阻肠鸣音减弱或消失。

3. 其他检查

应常规进行直肠指诊。如触及肿块,可能为肿瘤、肠套叠;若指套染血,可能为肠绞窄、肠套叠、肠肿瘤等。

步骤三:辅助检查要点

1. 实验室检查

实验室检查对肠梗阻的诊断无帮助,但有助于估计病情和术前准备。缺水、血液浓缩时尿比重增高,血红蛋白和血细胞比容增高,白细胞和中性粒细胞明显增加提示绞窄性肠梗阻。呕吐物和粪便隐血试验可了解肠管血运情况。测定血电解质、血气分析了解水电解质、酸碱及全身器官组织氧代谢情况。

2. 影像学检查

立位或侧卧位 X 线平片在肠梗阻的诊断中具有较大价值,可见阶梯状的气液平面或胀气肠祥。气钡灌肠有助于肠套叠、乙状结肠扭转、结肠梗阻的诊断。

二、病例资料

患者,男,53 岁,因"腹痛伴恶心、呕吐 5 天"来院就诊。

现病史:患者于 5 天前进食浓茶和酸奶后出现腹痛,为上腹阵发性绞痛,程度剧烈,不伴他处放射,伴有腹胀、纳差,伴恶心、呕吐数次胃内容物,无咖啡色液体,呕吐后腹痛无明显缓解,停止肛门排气、排便。无烧心、反酸、吞咽困难、吞咽疼痛,无畏寒、发热、皮肤发黄,无尿频、尿痛、尿急、血尿、腰痛,无咳嗽、咳痰、胸痛,无胸闷、憋气、心悸,无头晕、头痛。至急诊就诊。给予禁食水、抗感染、补液对症处理,患者拒绝胃肠减压,自用开塞露排除羊粪样便少量,未再呕吐,仍有上腹胀、痛,仍无自主排便排气。门诊以"肠梗阻"收入院。

患者自发病以来,精神状态较差,食欲很差,睡眠不佳,大便见上述,小便正常,体重无明显变化。

体格检查:T 37.5 ℃,P 88 次/分,R 20 次/分,Bp 140/110 mmHg。神志清,呈急性痛苦病容。皮肤弹性稍差。心肺查体无明显异常。腹部查体见专科情况,脊柱四肢查体无异常,生理反射存在,病理反射未引出。

专科情况:全腹胀满,腹式呼吸减弱,无腹壁静脉怒张。全腹拒按,压痛,以脐周明显。因腹胀,肝脾触诊不满意,无腹部包块。全腹呈鼓音,肝浊音界缩小。肾区无叩击痛,无移动性浊音。肠鸣音 6 次/分。

思考:根据以上问诊内容及查体结果,为明确诊断下一步应做哪些检查?

三、实验室和辅助检查

1. 血常规

WBC $13.4×10^9$/L、NE 81.8%、Hb 183 g/L。

2. 腹部 X 线平片

可见小肠扩张及有多个大小不等的、呈阶梯状的积液平段。符合肠梗阻表现。

3. B 超

轻度脂肪肝、肝多发囊肿、腹水。

四、初步诊断、诊断依据和鉴别诊断

思考:该患者的初步诊断是什么?诊断依据是什么?在该患者的诊断思路中,需要明确哪些问题?

初步诊断

1. 肠梗阻。

2. 腹腔感染。

诊断依据

1. 病史

腹痛伴恶心、呕吐 5 天。腹痛为阵发性上腹部绞痛,呕吐物为胃内容物,吐后腹痛不缓解,肛门停止排便排气。

2. 体格检查

全腹胀满,腹式呼吸减弱,无腹壁静脉怒张。全腹拒按,压痛,以脐周明显。因腹胀,肝脾触诊不满意,无腹部包块。全腹呈鼓音,肝浊音界缩小。肾区无叩击痛,无移动性浊音。肠鸣音 6 次/分。

3. 实验室和辅助检查

实验室和辅助检查结果进一步支持诊断结果。

鉴别诊断

肠梗阻的鉴别诊断主要是区分肠梗阻的部位、性质,是否存在绞窄等。在肠梗阻的诊断过程中,必须要明确"五性",即:机械性还是动力性?高位还是低位?完全性还是不完全性?什么原因引起梗阻?例如"急性机械性完全性单纯性小肠梗阻"。

五、治疗

思考:根据患者情况,为患者制订治疗方案。

肠梗阻的治疗原则是纠正全身生理紊乱和解除梗阻。

1. 基础疗法

其为治疗的首要措施,无论手术与否均需采用。

(1)禁饮食,持续胃肠减压:其可以降低胃肠道负担,减少毒素吸收从而减轻中毒,降低肠道内压力可减轻腹胀,改善肠壁血运,有助于肠道功能的恢复,同时有利于呼吸和循环。

(2)液体疗法:其是极为重要的治疗手段。结合患者情况、实验室检查结果制定补液计划。一般从周围静脉输注平衡盐液、葡萄糖液或其他特殊液体。

(3)防止感染和中毒:应联合使用抗生素治疗,从而控制感染,减轻中毒。

(4)对症支持治疗:根据患者情况采用营养支持、吸氧、解痉止痛或中医药治疗等措施。

2. 解除梗阻

(1)非手术治疗:对于单纯性粘连性肠梗阻、不完全性肠梗阻、动力性肠梗阻,可在基础疗法的基础上,采用相应的治疗措施,如植物油口服或灌肠、中药(如大承气汤、复方大承气汤、大建中汤、增液承气汤等)口服或灌肠、相应的复位法等措施。非手术治疗期间应严密观察病情,未见好转或病情加重应及时手术,解除梗阻。

(2)手术治疗:手术的原则和目的是在最短的时间内用最简单的方法解除梗阻和恢复肠道通畅。其适应证为绞窄性肠梗阻、先天性肠道畸形或肿瘤引起的梗阻、肠梗阻非手术治疗无效。手术方式有四种。

①祛除梗阻病因的手术:如粘连松解术、肠套叠整复或肠扭转复位术。

②肠切除吻合术:其适用于肿瘤或炎症性狭窄、肠管确定已坏死者。

③短路手术:其适用于引起梗阻的原因既不能简单解除,又无法切除时,可做梗阻近端与远端肠袢的短路手术。

④肠造口或肠外置术:其适用于患者病情危重,不能耐受复杂手术的急性结直肠梗阻者。

思考:术中如何正确判断肠管生机?

【知识拓展】

腹腔镜下肠粘连松解＋小肠部分切除术手术记录

麻醉成功后,患者取平卧位,常规消毒、铺巾。取脐上纵切口,长约 1 cm,置入 10 mm Trocar,建立人工气腹,左、右侧下腹顺皮纹方向分别作切口,置入 5 mm Trocar。进镜探查,可见腹腔内少量淡黄色腹水,上腹部小肠扩张、积液,肠壁水肿明显,盆腔处小肠瘪陷。用无创伤钳提起瘪陷的小肠,向近端依次探查,于距回盲部约 2 cm 处,小肠系膜形成粘连带,小肠贯穿于粘连带下并与之粘连,间隙不清。遂按术前所定方案,中转行开腹手术。取下腹正中切口长约 15 cm,依次切开腹壁各层,置入腹壁切口保护器牵拉开。小心分离系膜粘连处,将系膜及肠壁完全分离,见小肠壁套入系膜下部分形成两处狭窄环,近端明显扩张,狭窄环间小肠长约 30 cm,遂决定切除该部分小肠。游离并切断该系膜组织,于狭窄环两侧各 3 cm 处切断肠管,移去标本,远端切缘消毒后置入吻合器抵钉座内。收紧并结扎,敞开近端切缘,行小肠减压,共排出墨绿色浑浊肠液约 1500 mL,消毒肠腔,置入吻合器柄端,并从距切缘约 3 cm 的对系膜缘传出。与抵钉座结合紧密后,行切割吻台,缝合器关闭近侧切缘,间断缝合加固并做浆肌层包埋,吻合口做间断浆肌层缝合加固,关闭系膜裂孔,腹腔冲洗,右下腹置入引流管一条。检查腹腔内无明显出血,清点纱布、器械无误,逐层关腹,术后离体小肠组织送病理检查。手术顺利,术中出血不多,麻醉满意,术毕安返病房。

实训六　输尿管结石病例分析

【实训目标】

1.掌握输尿管结石的临床表现、诊断、预防及主要治疗措施。

2.熟悉输尿管结石的病因及鉴别诊断。

3.了解输尿管结石的微创手术方式。

【实训方法】

1.PBL 教学:由同学模拟标准化患者,学生分组练习问诊并逐步展开病例分析讨论。

2.教师针对学生讨论的结果进行讲评、总结,观看教学录像。

3.结束后总结病例讨论内容,书写实验报告。

【实训准备】

实训室、标准化患者(提前培训标准化患者三名)、腹部查体模型、笔、记录本、教学视频等。

【实训内容】

输尿管结石,多发生于青中年,随着我国生活水平提高,生活节奏加快,发病率逐年升高。输尿管结石的发病与个人体质、饮食习惯、当地水质等均有相关性。其主要临床表现为腰腹部绞痛和血尿。输尿管结石的治疗包括药物、体外冲击波及手术治疗。

一、病例引入

患者,男,65 岁,因"左侧腰腹部绞痛 3 小时"来院就诊。

思考:

1.引起患者上述症状的常见疾病有哪几种?

2.如果要进一步诊断,还需要了解患者的哪些信息?

(学生分三组对病例进行讨论,并练习对标准化患者进行问诊。)

步骤一:问诊要点

1.现病史

(1)询问患者腰腹痛症状出现的时间、缓急、性质。大多数患者为突然出现的刀绞样疼痛,不能忍受。

(2)伴随症状:询问患者是否有恶心、呕吐、尿频、尿急及血尿等症状。

2.既往史

询问患者既往有无结石病史及其他手术外伤史。

3.个人史

询问患者的习惯与嗜好,如烟酒嗜好或者其他不良嗜好。

4.婚育史

注意询问患者家庭情况。

5.家族史

注意询问患者有无传染病接触史、其他遗传性疾病家族史,如血友病等。

步骤二:体格检查要点

1.腹部压痛

输尿管结石患者往往有腹部压痛,下段结石可能合并尿频、尿急等症状。

2.体征

腹部压痛,一般无反跳痛。患侧肾区有明显的叩击痛。

步骤三:辅助检查要点

1.实验室检查

多需要完善血常规、尿常规、大便常规,排除消化系统及妇科急症。

2. 影像学检查

B超可以发现输尿管结石及肾积水,但可能受到肠道气体影响导致显示不清,引起误诊。腹部平片对阳性结石具备诊断价值,但不能诊断少数阴性结石。CT是诊断输尿管结石的"金标准",但费用较高。

二、病例资料

患者,男,32岁,因"左侧腰腹部绞痛3小时"来院就诊。

患者3小时前无明显诱因出现左侧腰腹部刀绞样疼痛,阵发性加重,不能忍受,伴恶心、呕吐,有肉眼血尿,轻度尿频、尿急,无尿痛,无排尿困难,无寒战发热。

查体:T 36.7 ℃,P 92次/分,R 25次/分,Bp 130/81 mmHg。神志清,精神好。心肺查体无明显异常。左腹部压痛,无反跳痛,余无压痛及反跳痛。脊柱四肢查体无异常,生理反射存在,病理反射未引出。

专科查体:左腹部压痛,无反跳痛,余无压痛及反跳痛。左侧肾区叩击痛阳性,右侧肾区叩击痛阴性。

思考:根据以上问诊内容及查体结果,为明确诊断下一步应做哪些实验室和辅助检查?

三、实验室和辅助检查

实验室检查

1. 血常规

WBC 10.42×10^9/L,N 85.60%。

2. 尿常规

LEU(+),BLD(++)。

影像学检查

1. B超

左输尿管下段探及一大小约0.8 cm×0.7 cm强回声光团,左肾集合系统扩张约1.4 cm。

2. 腹部X线平片

左输尿管下段走行区见一高密度影。

3. CT

左肾积水,左输尿管下段结石,截面大小约0.8 cm×0.7 cm。

四、初步诊断、诊断依据和鉴别诊断

思考:该患者的初步诊断是什么? 诊断的依据是什么? 需要和哪些疾病鉴别诊断?

初步诊断

(左)输尿管结石。

诊断依据

1. 病史

左侧腰腹部绞痛 3 小时。

2. 临床表现

有典型表现如突发左腰腹部绞痛,其他症状有尿频、尿急、肉眼血尿。

3. 实验室和辅助检查

实验室和辅助检查结果进　步支持诊断结果。

鉴别诊断

1. 急性阑尾炎

右侧输尿管结石患者出现肾绞痛时,应注意与急性阑尾炎进行鉴别。转移性右下腹痛是急性阑尾炎的特点。70%～80%的患者,在发病开始时感觉上腹疼痛,数小时至十几小时后转移至右下腹部。上腹部疼痛一般认为是内脏神经反射引起,而右下腹痛则为炎症刺激右下腹所致。B超及CT检查可鉴别。

2. 急性胰腺炎

腹痛是急性胰腺炎的主要症状。腹痛常开始于上腹部,但亦可局限于右上腹或左上腹部,视病变侵犯的部位而定。B超及CT检查可鉴别。

3. 卵巢囊肿蒂扭转

女性患者出现肾绞痛时应注意与卵巢囊肿蒂扭转相鉴别。卵巢囊肿蒂扭转的典型症状为突然发生的剧烈腹痛,甚至发生休克、恶心、呕吐。妇科检查可发现有压痛显著、张力较大的肿块并有局限性肌紧张。如果扭转发生缓慢,则疼痛较轻,有时扭转能自行复位,疼痛也随之缓解。B超及CT检查可鉴别。

4. 其他

输尿管结石还应与其他引起腰背痛、腹痛的相关急性疾病进行鉴别,如宫外孕破裂、胃溃疡、胃穿孔等疾病。

五、治疗

问题:根据患者年龄、症状为患者制订治疗方案。

1. 非手术治疗

对大多数直径小于 0.6 cm、表面光滑、无明显尿路梗阻及感染症状者的患者,可采用非手术治疗,结石有可能排出。具体措施包括大量饮水、止痛、口服排石药物等。

2. 体外冲击波碎石治疗

体外冲击波碎石术(ESWL)是通过体外碎石机产生冲击波,由机器聚焦后对准结石,经过多次释放能量而击碎体内的结石,使之随尿液排出体外。体外冲击波碎石治疗适用于位于输尿管上段或下段,直径小于 1.5 cm 的结石。

3.手术治疗

手术治疗包括微创手术、内镜手术及传统开放手术,目前随着微创及内镜器械的飞跃式发展,传统开放手术已经基本淘汰。

(1)微创手术:其包括腹腔镜手术及机器人腹腔镜手术,经腰部或腹部的 3～4 个长约 0.5～1 cm 的小孔,将器械置入腹腔或腹膜后腔,将输尿管结石取出。其优点为创伤小,恢复快,但仍会引起组织粘连等传统手术并发症,影响结石复发后患者的再次治疗。

(2)内镜手术:其通过手术器械,自尿道、膀胱、输尿管的自然腔道,逆行进入结石位置,通过激光或其他碎石设备,将结石击碎并取出。优点为创伤小、恢复快,可多次手术;缺点为费用较高,同时受到操作通道小的影响,对较大的结石需分期手术或多次手术治疗。该方法是目前手术治疗输尿管结石的主流方法和发展方向,技术要求较高。

(3)传统开放手术:传统开放手术治疗受到创伤大,恢复慢,影响重复手术等缺点的制约,已经基本被淘汰,仅适用于有特殊需求的患者。

【知识拓展】

输尿管镜碎石术手术记录

麻醉成功后,患者取截石位,常规消毒手术区域,铺巾。经尿道外口,插入输尿管镜,找到左侧输尿管口,插入斑马导丝,导丝引导下旋转进镜。于输尿管下段见一大小约 0.8 cm×0.7 cm 的黄色结石,钬激光击碎结石,取石钳取出较大碎石。继续进镜探查输尿管全程未见明显残石及出血后,导丝引导下置入一根 F5 双 J 管,上端至肾盂,下端至膀胱,退出输尿管镜,插入导尿管,导尿管接引流袋,术毕。手术顺利,麻醉平稳,术后患者安全返回病房,术后处理见术后医嘱。

实训七　前列腺增生病例分析

【实训目标】

1.掌握前列腺增生的临床表现、诊断、预防及主要治疗措施。

2.熟悉前列腺增生的病因、发病机制及鉴别诊断。

3.了解前列腺增生的手术方式。

【实训方法】

1.PBL 教学:由同学模拟标准化患者,学生分组练习问诊并逐步展开病例分析讨论。

2.教师针对学生讨论的结果进行讲评、总结,观看教学录像。

3.结束后总结病例讨论内容,书写实验报告。

【实训准备】

实训室、标准化患者(提前培训标准化患者三名)、前列腺检查模型、笔、记录本、教学视频等。

【实训内容】

前列腺增生(BPH)是中老年男性常见的疾病之一,随我国人口老年化的加重,发病率逐年升高。前列腺增生的发病率随年龄递增,但有增生病变时不一定有临床症状。城镇发病率高于乡村,而且种族差异也影响增生程度。雄激素及老龄是基本病因,其临床表现为进行性排尿困难及尿频、尿急等膀胱刺激症状。其中,多数患者的第一临床症状为尿频。前列腺增生的治疗主要包括药物及手术治疗。

一、病例引入

患者,男,65岁,因"进行性排尿困难6个月,加重2天"来院就诊。

思考:

1.引起患者上述症状的常见疾病有哪几种?

2.如果要进一步诊断,还需要了解患者的哪些信息?

(学生分三组对病例进行讨论,并练习对标准化患者进行问诊。)

步骤一:问诊要点

1.现病史

(1)询问患者膀胱刺激症状出现的时间、缓急。大多数患者具有典型尿频、尿急症状及夜尿增多表现。

(2)排尿困难症状:询问患者是否有尿等待、尿滴沥、排尿费力等排尿困难症状。

(3)其他症状:询问患者是否有血尿、肾功能不全、尿潴留等。

2.既往史

询问患者既往患过何种疾病、患病时间和治疗效果。

3.个人史

询问患者的习惯与嗜好,如烟酒嗜好或者其他不良嗜好。

4.婚育史

注意询问患者家庭情况。

5.家族史

要注意询问患者有无传染病接触史、其他遗传性疾病家族史,如血友病等。

步骤二:体格检查要点

1.腹部疼痛

前列腺增生患者往往有小腹压痛,合并尿潴留时可出现小腹胀痛不适。

2.体征

合并尿潴留及残余尿量增多患者可能存在下腹部压痛,叩诊浊音。直肠肛诊可触及增生的前列腺。

步骤三:辅助检查要点

1. 实验室检查

多需要完善尿常规检查排除泌尿系感染。完善前列腺特异抗原检查排除前列腺癌。

2. 特殊检查

B超可以发现增生的前列腺并计算其大小。要明确前列腺有无结节则需要 MRI 检查。尿动力学检查是重要的检查手段,其中平均尿流率、排尿时间及尿量三个指标意义较大。

二、病例资料

患者,男,65 岁,因"进行性排尿困难 6 个月,加重 2 天"来院就诊。

患者 6 个月前无明显诱因逐渐出现进行性排尿困难,有尿频、尿急,无尿痛,无肉眼血尿,夜尿 4～5 次/夜。排尿时有尿等待、尿滴沥、尿分叉等排尿不畅症状。

查体:T 36.5 ℃,P 89 次/分,R 20 次/分,Bp 120/81 mmHg。神志清,精神好。心肺查体无明显异常。下腹部轻压痛,余无压痛及反跳痛。脊柱四肢查体无异常,生理反射存在,病理反射未引出。

专科查体:直肠指检提示,前列腺 II°增生,质韧,中央沟变浅,轻压痛,未触及明显结节,指套退却无血迹。

思考:根据以上问诊内容及查体结果,为明确诊断下一步应做哪些实验室和辅助检查?

三、实验室和辅助检查

1. 实验室检查

前列腺特异抗原:3.52 ng/mL。

2. 影像学检查

B超:前列腺大小约 5.5 cm×5.0 cm×3.8 cm,内回声不均匀。

四、初步诊断、诊断依据和鉴别诊断

思考:该患者的初步诊断是什么?诊断依据是什么?需要和哪些疾病鉴别诊断?

初步诊断

前列腺增生。

诊断依据

1. 病史

进行性排尿困难 6 个月,加重 2 天。

2. 临床表现

有膀胱刺激症状的表现,如:尿频、尿急,无尿痛,无肉眼血尿,夜尿 4～5 次/夜;有排尿困难症状的表现,如:有尿等待、尿滴沥、尿分叉状。

3. 实验室和辅助检查

结果进一步支持诊断结果。

鉴别诊断

1. 神经源性膀胱

其可引起排尿困难、尿潴留及泌尿系感染等与前列腺增生症状相似的症状。但神经源性膀胱患者常有明显的神经系统损害的病史及糖尿病病史和体征,如:下肢感觉和运动障碍、便秘、大便失禁、会阴部感觉减退或丧失、肛门括约肌松弛等。尿动力学检查可鉴别。

2. 前列腺恶性肿瘤

其症状与前列腺增生的症状无明显差异,直肠指检时往往能触到前列腺质硬及结节感,PSA、MRI 检查及经直肠前列腺穿刺活检术可鉴别。

3. 膀胱结石

膀胱结石可引起排尿费力及排尿困难等症状,但往往活动后排尿困难症状可临时好转,多合并血尿及下腹部疼痛,B 超检查可鉴别。

五、治疗

思考:根据患者年龄、症状为患者制订治疗方案。

1. 非手术治疗

增生的前列腺是否挤压尿道会引起不同患者的不同症状,个体差异性很大,一部分病变发展至一定程度即不再发展,所以并非全部患者均需手术治疗。

(1)观察等待:对症状轻微,不影响生活的患者,无需治疗。

(2)药物治疗:①5α-还原酶抑制剂,研究发现 5α-还原酶是睾酮向双氢睾酮转变的重要酶。双氢睾酮在前列腺增生中有一定的作用,因此采用 5α-还原酶抑制剂可以对增生予以一定的抑制。②α-受体阻滞剂,目前认为此类药物可以改善尿路动力性梗阻,使阻力下降以改善症状,常用药有高特灵等。③其他药物,包括抗雄激素药及中成药、植物制剂等。

2. 手术治疗

手术是目前治疗前列腺增生的重要方法。

手术适应证为:①有下尿路梗阻症状,尿流动力学检查已明显改变,或残余尿在 60 mL 以上者;②不稳定膀胱症状严重者;③已引起上尿路梗阻及肾功能损害者;④多次发作急性尿潴留、尿路感染、肉眼血尿者;⑤并发膀胱结石者。对有长期尿路梗阻,肾功能已有明显损害,严重尿路感染或已发生急性尿潴留的患者,应先留置导尿管解除梗阻,待感染得到控制,肾功能恢复后再行手术。如插入导尿管困难或插管时间长已引起尿道炎时,可改行耻骨上膀胱穿刺造瘘术。

手术方式包括经尿道前列腺电切术、经尿道前列腺等离子双极电切术、经尿道绿激光前列腺汽化术。使用电刀、等离子、激光等不同切除器械经过尿道,切除增生的前列腺组织。

3. 其他治疗

其包括冷冻治疗、微波治疗等。

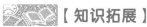【知识拓展】

前列腺等离子电切术手术记录

麻醉成功后,患者取截石位,常规消毒手术区域,铺巾。经尿道外口,插入 24F 等离子电切镜,见前列腺增生明显挤压尿道,以两侧叶较著,尿道及膀胱未见明显增生物,符合术前诊断。遂以环状电极自 6 点处依次逐层切除增生前列腺组织,仔细止血,注意保护尿道外括约肌。待切至膀胱颈部显露环状纤维,前列腺部尿道近前列腺外科包膜处时,退出电切镜,用 ELLIk 冲洗器将膀胱内组织碎片及血块冲洗排出,再次进镜仔细止血后,退镜。腹部加压人工排尿,见尿线粗,遂于尿道内留置一根 20F 三腔导尿管,适当牵引止血,接引流袋。术毕,术中出血约 100 mL,术后切除组织常规送病理检查,麻醉平稳,术后患者安全返回病房,术后处理见术后医嘱。

实训八　股骨颈骨折病例分析

【实训目标】

1. 掌握股骨颈骨折的临床表现、诊断、预防及主要治疗措施。
2. 熟悉股骨颈骨折的病因、发病机制及鉴别诊断。
3. 了解股骨颈骨折的手术方式。

【实训方法】

1. PBL 教学:由同学模拟标准化患者,学生分组练习问诊并逐步展开病例分析讨论。
2. 教师针对学生讨论的结果进行讲评、总结,观看教学录像。
3. 结束后总结病例讨论内容,书写实验报告。

【实训准备】

实训室、标准化患者(提前培训标准化患者三名)、笔、记录本、教学视频等。

【实训内容】

股骨颈骨折是指股骨头下至股骨颈基底部的骨折。股骨颈部细小但负重较大,老年人骨质疏松,股骨颈在突然受到旋转和纵轴冲击力时容易发生骨折,青壮年发生股骨颈骨折多由强大暴力所致,骨折多不稳定。股骨颈骨折按发生部位可分为头部、中央部和基底部骨折,前两者又称囊内骨折,后者又称囊外骨折。按 X 线片表现,可分为外展型和内收型。股骨颈骨折的愈合时间平均为 5～6 个月,骨折不愈合率较高。无论骨折愈合与否,均可发生股骨头坏死,坏死率较高。

一、病例引入

患者,女,75 岁,因"左髋外伤后疼痛、活动受限 2 小时"来院就诊。

思考:

1.引起患者上述症状的常见疾病有哪几种?

2.如果要进一步诊断,还需要了解患者的哪些信息?

(学生分三组对病例进行讨论,并练习对标准化患者进行问诊。)

步骤一:问诊要点

1.现病史

(1)询问患者受伤的时间、受伤方式、伤及的部位、伤后感觉及活动情况、局部皮肤破损情况。

(2)伴随症状:询问患者是否有头痛,有无恶心呕吐,有无意识丧失,有无大小便失禁,有无心慌、胸闷、呼吸困难,有无腹痛、腹胀等。

2.既往史

询问患者既往有无肝炎、结核、高血压、心脏病、糖尿病、脑血管疾病、精神疾病史,有无手术、外伤、输血史,有无食物、药物过敏史,预防接种史。

3.个人史

询问患者的工作生活方式,有无吸烟、饮酒、药物滥用史,有无工业毒物、粉尘、放射性物质接触史。

4.婚育及月经史

询问女性患者的婚史、孕产史、月经情况等。

5.家族史

询问患者有无家族恶性肿瘤病史及其他遗传性疾病家族史。

步骤二:体格检查要点

1.患处疼痛、肿胀、活动受限

腹股沟韧带中点下方附近有压痛,有时疼痛沿大腿内侧向膝部放射;叩击患肢足跟或大转子部时髋部有疼痛(轴向叩击痛)。囊内骨折往往因血肿不大而肿胀淤斑不明显,囊外骨折则肿胀较明显,或伴淤斑。多数患者伤后不敢站立和行走,部分无移位的线状骨折或嵌插骨折患者,伤后仍能站立、行走或骑自行车。

2.患肢畸形

无移位骨折,畸形不明显。有移位骨折时,患肢短缩、外旋外展屈髋屈膝畸形。囊内骨折外旋角度约 $45°\sim60°$,囊外骨折外旋角度较大,可达 $90°$。股骨大转子上移,Bryant 三角底边较对侧缩短,大转子上移超过 Nelaton 线。

3.其他损伤

检查患肢血运、感觉、运动等情况,以明确是否有血管、神经损伤。

步骤三：辅助检查要点

1. 实验室检查

行血常规、尿常规、大便常规、肝肾功能、血糖、凝血功能、感染性疾病筛查（乙肝、丙肝、艾滋病、梅毒等）等检查。

2. 影像学检查

髋关节 X 线：其可明确骨折部位、类型和移位情况。

（1）股骨颈不完全性骨折或嵌插骨折，注意防止因骨折线不明显而漏诊。

（2）疑有骨折而未见骨折线者，先按无移位骨折处理，1～2 周后，再摄片检查；或行 CT、MRI 以进一步明确诊断。

（3）移位明显者，按 X 线表现，可分为外展型（Pauwel 角＜30°）和内收型（Pauwel 角＞50°）。外展型骨折移位轻微，骨折局部剪力小，较稳定，血运破坏较少，愈合率较高。内收型骨折移位多较明显，剪力较大，骨折血运破坏较大，骨折愈合率低，股骨头缺血坏死率较高。

二、病例资料

患者，女，75 岁，因"左髋外伤后疼痛、活动受限 2 小时"来院就诊。

患者 2 小时前不慎摔倒，伤及左髋部，感剧烈疼痛，不敢活动，无局部皮肤破损出血，无头晕、头痛，无恶心、呕吐，无意识丧失，无大小便失禁，无心慌、胸闷，无呼吸困难，无腹痛、腹胀，无其他部位明显不适，由家人急送我院，自受伤以来，患者神志清晰，精神状态略差，未进饮食，未排大小便。

体格检查：T 36.8℃，P 75 次/分，R 17 次/分，Bp 140/75 mmHg。发育正常，营养良好，表情痛苦，疾病面容，神志清楚，不能行走，语言清晰，查体合作。全身皮肤黏膜无黄染，无肝掌、蜘蛛痣。全身浅表淋巴结无肿大。头颅无畸形，双瞳孔等大等圆，对光反射灵敏。心肺听诊未见明显异常。腹部无压痛、反跳痛。脊柱四肢查体见专科情况，生理反射存在，病理反射未引出。

专科情况：左髋部无明显畸形，腹股沟区压痛，大转子叩击痛（＋），足底纵向叩击痛（＋），左髋关节活动受限，左下肢外旋畸形，约 60°，左下肢较健侧短缩约 1.5 cm，左足背动脉搏动正常，肢端感觉及活动正常，余肢体未见明显异常。

思考：根据以上问诊内容及查体结果，为明确诊断下一步应做哪些实验室和辅助检查？

三、实验室和辅助检查

左髋 X 线检查：左股骨颈骨折，移位明显。

四、初步诊断、诊断依据和鉴别诊断

思考：该患者的初步诊断是什么？ 诊断依据是什么？ 需要和哪些疾病鉴别诊断？

初步诊断

左股骨颈骨折。

诊断依据

1. 病史

患者 2 小时前不慎摔倒,伤及左髋部,感剧烈疼痛,不敢活动,无局部皮肤破损出血。

2. 体格检查

左髋部无明显畸形,腹股沟区压痛,大转子叩击痛(＋),足底纵向叩击痛(＋),左髋关节活动受限,左下肢外旋畸形,约 60°,左下肢较健侧短缩约 1.5 cm,左足背动脉搏动正常,肢端感觉及活动正常,余肢体未见明显异常。

3. 实验室和辅助检查

实验室和辅助检查结果进一步支持诊断结果。

鉴别诊断

股骨转子间骨折

股骨转子间骨折为老年人常见的损伤,是指股骨颈基底至小转子水平以上部位所发生的骨折。转子部血液循环丰富,骨折后极少不愈合。受伤后,转子区出现疼痛、肿胀、淤血斑及患肢活动受限,体格检查示转子间压痛,下肢外旋畸形明显,可达 90°,有轴向叩击痛,测量可发现下肢短缩。股骨转子间骨折和股骨颈骨折的受伤姿势、临床表现类似,但转子间骨折局部血运丰富,肿胀、淤斑较明显,疼痛亦较剧烈,压痛点多在大转子处。髋关节正、侧位 X 线片可明确诊断。

思考:除上述疾病之外,还有哪些疾病需要注意与股骨颈骨折鉴别?

五、治疗

思考:根据患者情况,为患者制订治疗方案。

1. 非手术治疗

其适用于新鲜无移位的外展型骨折或不耐受手术者。患肢外展位皮肤牵引或骨牵引固定,穿"丁字鞋"防止患肢外旋。

2. 手术治疗

其适用于内收型有移位骨折。对青壮年患者,可选 X 线透视下复位,经皮内固定治疗。内固定可采用三根尾部可折式螺纹钉固定、三根空心加压螺纹钉固定、伽马钉固定等;年龄偏大骨折属头下、头颈型患者可采用带血运的骨块植骨;年龄在 65 岁以上 Garden Ⅲ、Ⅳ型骨折的患者,可采用人工全髋关节置换术。

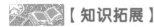 **【知识拓展】**

人工股骨头转换术手术记录

麻醉成功后,患者取右侧卧位,常规消毒铺无菌巾单,取以大转子为中心的纵行切口,长约 12 cm。逐层切开皮肤、皮下组织,深筋膜,咬除大转子滑囊,找到股外侧肌与臀中肌间隙,分离后自臀中肌止点切断,向外侧牵开后显露臀小肌及关节囊。切开关节囊,见关节囊内积血,股骨颈头颈型骨折。左下肢"4"字体位将股骨颈旋出后,自小转子上方1.5 cm处垂直股骨颈纵轴截骨,用取头器取出股骨头,探查见髋臼关节软骨无明显退行性变,将马蹄窝内股骨头圆韧带切除。股骨近端用厢式骨刀开髓,扩髓,髓腔锉至2号,置入髓腔塞,反复冲洗后打入骨水泥,插入2号骨水泥型股骨柄假体,注意前倾15。待骨水泥凝固后,探查见股骨柄假体固定牢固,安放28/44双动头,将关节予以复位,测试关节各方向活动无脱位征象,松紧度适宜。反复冲洗后逐层关闭切口,无菌包扎,术毕。手术顺利,术中出血约80 mL,手术间血压175/75 mmHg,SpO$_2$ 97%,HR 85次/分。

实训报告

姓名		院系		学号	
任课教师		指导教师		评阅教师	
实训地点		实训时间		年　月　日　星期	

实训内容：

本次实训的体会(结论)　　　　　　　　　　　　　　得分：

思考题:外科刷手注意事项?　　　　　　　　　　　　得分：

▌实训二▌

姓名		院系		学号	
任课教师		指导教师		评阅教师	
实验地点			实验时间	年　月　日　星期	

问诊内容：（主诉现病史、既往史等）

查体内容及实验室检查结果

初步诊断及鉴别诊断

治疗措施

本次实验的体会（结论）	得分：

思考题	得分：

参考文献

[1]龙明,王立义.外科学[M]. 7 版.北京:人民卫生出版社,2014.

[2]李秀华,马洪亮,杨超.外科疾病诊疗程序[M]. 北京:军事医学科学出版社,2007.

[3]陈红.中国医学生临床技能操作指南[M].2 版.北京:人民卫生出版社,2014.

[4]蒋云生.临床医学基本技能[M]. 北京:高等教育出版社,2010.

[5]Neumar RW,Hazinski M F,Nolan J P,et al. 2015 American Heart Association Guidelines Update for Cardiopulmonary Resuscitation and Emergency Cardiovascular Care[J]. Circulation. 2015,132 (18):S315 – S589.